Andreas Diemer

Die fünf Dimensionen
der Quantenheilung

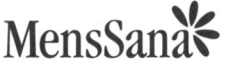
MensSana

Besuchen Sie uns im Internet: www.droemer-knaur.de
Alle Titel aus dem Bereich MensSana finden Sie im Internet unter www.mens-sana.de

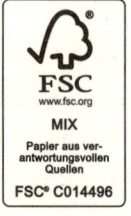

FSC
www.fsc.org
MIX
Papier aus ver-
antwortungsvollen
Quellen
FSC® C014496

Originalausgabe Februar 2011
Copyright © 2011 Knaur Taschenbuch.
Ein Unternehmen der Droemerschen Verlagsanstalt
Th. Knaur Nachf. GmbH & Co. KG, München
Alle Rechte vorbehalten. Das Werk darf – auch teilweise –
nur mit Genehmigung des Verlags wiedergegeben werden.
Redaktion: Judith Mark
Abbildungen: Andreas Diemer
Umschlaggestaltung: ZERO Werbeagentur, München
Satz: Adobe InDesign im Verlag
Druck und Bindung: GGP Media GmbH, Pößneck
Printed in Germany
ISBN 978-3-426-87533-9

2   4   5   3   1

MensSana✳

Über den Autor:
Andreas Diemer ist studierter Diplom-Physiker und Arzt für Allgemeinmedizin und Naturheilverfahren. Er arbeitet seit über 20 Jahren in eigener Allgemeinpraxis mit Naturheilverfahren, ist Mitbegründer und Mitausbilder in der »Akademie für Lebenskunst und Gesundheit« und hat zahlreiche Beiträge in Zeitschriften veröffentlicht. Der Autor hält Vorträge vor Ärzten und Interessierten im In- und Ausland. Andreas Diemer lebt in der Nähe von Karlsruhe.
Weitere Informationen unter: www.praxisdiemer.com und www.praxis-fuer-lebenskunst.de

Inhalt

Vorwort

Warum noch ein Buch über Gesundheit? Ist nicht schon alles gesagt? Diese Frage habe ich mir gestellt, bevor ich anfing, meine Erfahrungen aus zwanzigjähriger niedergelassener Praxis und den Ausbildungsgruppen in spiritueller und energetischer Medizin aufzuschreiben. Meine Überzeugung ist: Es gibt zum Thema Gesundheit durchaus noch einiges zu sagen. Denn unser schulmedizinisches System kann einer großen Zahl von Menschen nicht zufriedenstellend weiterhelfen – Menschen, die an chronischen Krankheiten wie Bluthochdruck, Diabetes, Allergien, Neurodermitis oder auch »nur« chronischen Kopfschmerzen, Arthrose, Verdauungsstörungen oder Schlafproblemen leiden.

Folgerichtig hat sich neben der Schulmedizin ein »Gesundheitsmarkt« entwickelt, auf dem es von einzelnen Methoden nur so wimmelt. Eine Vernetzung dieser Methoden findet leider nur unzureichend statt. Vielen scheint außerdem die wissenschaftliche Grundlage zu fehlen. Deshalb ist es mir ein Anliegen, einen umfassenden Ansatz des Heilens vorzustellen, der sich aus meiner langjährigen Erfahrung als Arzt für Naturheilverfahren und Physiker speist, gekoppelt mit der Erfahrung meiner Frau Christina als Sozialpädagogin und Künstlerin: Es sind die fünf Dimensionen der Quantenheilung, die wir auch in unseren Kursen weitergeben.

Unser Ansatz integriert zahlreiche Methoden und Facetten des Heilens in ein Gesamtkonzept. Intellektuelles Verstehen allein reicht erfahrungsgemäß jedoch nicht aus. Man muss die unterschiedlichen Dimensionen des Gesundwerdens am eigenen Leib erfahren. Bei meiner Frau und mir geschah dies durch das Durchleben eigener Krankheiten, die den Anstoß gaben, innere Haltungen neu zu überdenken und zu bearbeiten. Die Diagnose Krebs, mit der ich vor Jahren konfrontiert war und die eine große Operation erforderlich machte, hat mir nicht nur Opfer abverlangt, sondern mir auch eine neue Perspektive auf mein Leben und das medizinische System eröffnet. Ebenso ein Herzinfarkt, auf den ich später noch zu sprechen kommen werde.

Das vorliegende Buch richtet sich deshalb in erster Linie an Menschen, die auf ihrem eigenen Weg der Heilung – körperlich, seelisch und spirituell – weiterkommen möchten. Ich freue mich, wenn es darüber hinaus auch Lesern, die in den Heilberufen arbeiten, dazu dient, ihr bisheriges Repertoire zu vertiefen und zu erweitern.

Mein eigener Weg hin zur spirituellen Medizin, wie ich sie heute vertrete, ist nicht geradlinig verlaufen, sondern von einigen Umwegen, Irrtümern, Kehrtwendungen und Korrekturen geprägt. Den letzten Impuls gaben mir zwei (glückliche) Umstände, die mir deutlich machten, dass umfassendes Gesundsein und -bleiben auf herkömmlichem Weg nur schwer möglich sind. Der erste Umstand sind die Erfahrungen in meiner Praxis und mit meinen Patienten. Dort zeigt sich täglich, dass die übliche »Schul«-Medizin immer tiefer in eine Sackgasse gerät, unter anderem, weil wirtschaftliche Interessen wichtiger sind als die langfristige Heilung. Dazu später mehr (vgl. S. 25 ff.).

Das Bedürfnis nach Heilung verschwindet nicht, wenn man einem Menschen erklärt, dass bei ihm »nichts zu finden« oder er »austherapiert« sei. Solche Menschen kommen häufig in unsere Praxis oder Kurse, und oft geht es ihnen trotz intensiver schulmedizinischer Behandlung nicht besser, sondern schlechter.

Der zweite Umstand ist mein gemeinsamer Weg mit meiner Frau Christina, der jetzt schon dreißig Jahre andauert. Sie hat meine Sicht der Dinge entscheidend mitgeprägt und stark verändert. Von ihr stammen zahlreiche Anregungen und Erkenntnisse dieses Buches. Sie kann aus über zwanzig Jahren therapeutischer Erfahrung schöpfen, ihre Intuition und »Hellsichtigkeit« sind einzigartig, und in vielem war und bin ich ihr (nicht immer ganz einfacher) Schüler. Hierfür gilt ihr mein besonderer Dank.

Doch der Reihe nach: Geboren wurde ich als Sohn eines Theologenpaars, das seine Wurzeln im Pfarrhaus bzw. in der rabbinischen Tradition hatte. Elterlich geprägt durch die Kirche und ihre Schriften, durch Predigten, Religions- und Konfirmandenunterricht, hatte ich von jeher auch ein starkes Interesse an Naturwissenschaften.

Als ich zwischen Naturwissenschaft und kirchlicher Lehre Widersprüche zu entdecken glaubte, wandte ich mich von der Kirche ab und nahm ein Studium der Physik auf. Dort lernte ich, dass es nicht auf das Glauben, sondern vielmehr auf das Wissen, Erforschen und rationale Beobachten ankam. Nach zwei Jahren Arbeit in einem Kernforschungszentrum war ich durch und durch Rationalist, Grundlagenwissenschaftler und weit entfernt von allem, was ich als Kind gelernt und verinnerlicht hatte.

Zwei Jahre in Afrika als Physiklehrer trugen weiter dazu bei, die Kirche und besonders deren missionarische Arbeit in Frage zu stellen. Die Erfahrungen, die ich dort machte, führten mich zur Medizin. Ich hatte gespürt, dass das Leben doch aus mehr als nur reiner Wissenschaft und Sachlichkeit besteht. In der Physik, so schien mir, war mir die »Menschlichkeit« abhandengekommen. So wählte ich mir mit der Medizin ein Gebiet, das – zumindest beim ersten Hinsehen –

den Anspruch von Wissenschaftlichkeit und Menschlichkeit verband.

Bald jedoch musste ich feststellen, dass sowohl die Wissenschaftlichkeit als auch das, was ich unter Menschlichkeit verstehe, im Medizinbetrieb der Universität und später der Praxis weitgehend auf der Strecke blieben.

Darüber hinaus begegnete mir eine Fülle von Phänomenen und Zusammenhängen, die mit der dargebotenen Medizinwissenschaft nicht zu erklären waren. Sie wurden tunlichst verschwiegen oder als nicht existent abgetan (auch dazu an späterer Stelle mehr).

Mehr und mehr kam ich zu dem Schluss, dass die naturwissenschaftliche Herangehensweise, wie sie in der Medizin bis heute praktiziert wird, für das Verständnis von Krankheit und Gesundheit völlig unzureichend ist. Stattdessen entdeckte ich, dass die moderne Physik des späten 20. Jahrhunderts sehr wohl »unerklärliche« medizinische Phänomene erklären kann. Im Laufe der Zeit ist in mir eine »neue« Spiritualität gewachsen, die möglichst frei von Wertungen, religiösem Fanatismus und Verurteilungen ist und die sich der Mitmenschlichkeit, der Toleranz, der Naturverbundenheit verpflichtet weiß. Meine praktische Erfahrung hat mich gelehrt, dass eine solche Haltung der Boden ist, auf dem Heilung und Gesundheit stattfinden können.

Folgerichtig brauchen wir eine neue Medizin der Menschlichkeit und der Spiritualität, die sich auf ein modernes Weltbild der Physik gründet. Meine Überzeugung wird gestützt durch die Begegnung mit Vertretern der Physik, der Theologie, der Medizin und anderer Bereiche. Stellvertretend für viele möchte ich besonders nennen: Anselm Grün, Ellis Huber, Fritz Albert Popp, Walther H. Lechler, Ruediger

Dahlke, Jakob Bösch, Dietrich Klinghardt, Eva-Maria Sanders sowie Rupert Sheldrake.

Mein besonderer Dank für das Gelingen dieses Buches gilt in erster Linie meiner Frau Christina. Sie hat Ideen und Gedanken eingebracht, die dieses Buch entscheidend mitprägen, und sie hat mein Schreiben mit ihrer Spiritualität und ihrem Wissen »beflügelt«. Weiterhin gilt mein Dank der Lektorin Katrin Ingrisch, die entscheidend zum Gelingen dieses Buches beigetragen hat.

Darüber hinaus möchte ich an dieser Stelle Linda Diemer, Detlef Quandt und Johannes Wunsch danken, die das Manuskript kritisch durchgesehen und mir zahlreiche weitere wertvolle Anregungen gegeben haben.

Im Interesse einer besseren Lesbarkeit habe ich darauf verzichtet, bei der Bezeichnung von Personen jedes Mal die weibliche und die männliche Form zu nennen. Selbstverständlich sind immer Frauen und Männer gleichermaßen gemeint.

Was ist gesund, was krank?
Die fünf Dimensionen der Quantenheilung und die Schulmedizin

Gesundheit« und »Krankheit« sind vielstrapazierte Begriffe. Eine genaue Definition dessen, was eigentlich »gesund« oder »krank« bedeutet, ist gar nicht so einfach und jedenfalls nicht allgemeingültig zu geben. Ist Gesundheit lediglich die Abwesenheit von Krankheit, also das Fehlen von Schmerzen und Fehlfunktionen? Oder gehört mehr dazu im Sinne von Wohlfühlen, Glück und Geborgenheit?

Die Weltgesundheitsorganisation (WHO) definiert Gesundheit als vollkommenes körperliches, seelisches und soziales Wohlbefinden. Das ist wesentlich mehr, als unser üblicher Medizinbetrieb herzustellen vermag. Schon für soziales Wohlbefinden fühlt sich ein Gesundheitssystem westlicher Prägung nicht mehr zuständig, und für seelisches Wohlbefinden nur ganz am Rande. Allein daraus ergibt sich, dass die Leistungen der üblichen Medizin ergänzt werden müssen.

Im Übrigen ist die Frage, was gesund oder krank ist, stark kulturabhängig. Besonders augenscheinlich ist das bei psychisch-seelischen »auffälligen« Zuständen. Was in einer Kultur als völlig »normal« gilt, wird in einer anderen als Krankheit bezeichnet (und dann auch entsprechend erlebt und behandelt). Besonders deutlich bekommen dies bei uns medial begabte Menschen zu spüren, Menschen mit der Fähigkeit zu energetischem Heilen oder Therapeuten, die zum Beispiel schamanistische Methoden anwenden. Sie leben ständig in der Gefahr, als »Spinner« abqualifiziert zu werden. Dabei sind es gerade diese Dimensionen, die unser Gesundheitswesen dringend braucht, um so etwas wie Ganzheitlichkeit und Vollständigkeit zurückzuerlangen. In unserer »Kultur der Sachlichkeit« kommen sie entschieden zu kurz.

Gesundheit auf fünf Seinsebenen

Ganzheitliche Medizin anzuwenden bedeutet, dass wir wieder offen werden für Aspekte des Lebens, die lange verdrängt und vernachlässigt wurden – vielleicht nur deshalb, weil es bislang nicht möglich war, eine wissenschaftliche Basis dafür zu liefern, oder auch, weil man »das Übersinnliche« als göttliches Privileg betrachtete.

Ganzheitliche Medizin umfasst alle Ebenen des Seins, und sie geht davon aus, dass alle Ebenen miteinander vernetzt sind. Zum besseren Verständnis habe ich das Heilen in fünf Dimensionen unterteilt. Diese Einteilung hat notgedrungen etwas Willkürliches. Wir wissen, dass der Mensch ein vielschichtiges Wesen ist, das sich kaum in klar voneinander abgegrenzte »Dimensionen« einteilen lässt. Derartige Kategorisierungen erleichtern jedoch das Verständnis. Es gibt auch eine zweigliedrige Sichtweise, die »Psycho-Somatik«, eine dreigliedrige, die sich auf Körper, Geist und Seele bezieht, und viele weitere. Der berühmt gewordene Satz des römischen Schriftstellers Juvenal, nach dem die Reihe benannt ist, in der das vorliegende Buch erscheint, beinhaltet zwei Dimensionen: »Mens sana in corpore sano« – »Ein gesunder Geist [sei] in einem gesunden Körper«. Die Unterscheidung in fünf Dimensionen scheint mir jedoch besonders praktikabel, übersichtlich und umfassend zu sein. Die Beschreibung der fünf Dimensionen im Einzelnen finden Sie ab Seite 56.

Mentale Dimension
Intuitive Dimension
Transzendente Dimension
Stoffliche Dimension
Energetische Dimension

Wichtig ist dabei ein Punkt, der in anderen Systematiken oft nicht berücksichtigt wird: Die fünf Dimensionen sind alle gleichwertig und gleich wichtig. Es gibt keine Hierarchie der Behandlungsebenen. Deshalb ist auch die hier gewählte Reihenfolge, in der ich die fünf Dimensionen vorstelle, keine »Rangordnung«.

Warum soll etwa das Intuitive oder Mentale besser sein als das Stoffliche oder umgekehrt, wenn Materie und Geist nach der modernen Physik beinahe oder gänzlich ununterscheidbar sind? Was etwa bewirkt eine Psychotherapie, die nicht gleichzeitig den körperlichen Prozess einbezieht? Sie ignoriert, dass seelische oder mentale Prozesse im Körper Giftstoffe freisetzen können, die unbedingt ausgeleitet werden sollten, damit die Heilung auch im stofflichen Körper stattfinden kann.

Nicht von ungefähr sprechen wir davon, dass uns »etwas auf den Magen schlägt«, »an die Nieren geht« oder »Bauchweh bereitet«. Es lohnt sich, der Verbindung des Körperlichen mit dem Seelischen auf den Grund zu gehen. Und es ist fahrlässig, diese Zusammenhänge zu ignorieren. Die

Vernetzung der stofflichen und nichtstofflichen Dimensionen ermöglicht unserem Organismus, der nach Gesundheit und Harmonie strebt, dass auch »abgerissene« Teile (sogenannte Dissoziationen) im Mentalfeld, etwa bei Traumatisierungen, wieder integriert werden können. Die Kunst des Heilers oder Therapeuten besteht darin herauszufinden, in welcher der Dimensionen die Erkrankung eigentlich liegt, um dort anzuknüpfen und dann die anderen Dimensionen mit einzubeziehen.

Die hier dargestellte Herangehensweise ist also nach Möglichkeit »all inclusive«. So viele Bereiche des Lebens wie möglich werden einbezogen, aus allen Ebenen des Seins: Kreativität, Emotionalität, Intuition, Kommunikation, Feinstofflichkeit, Liebe, Körperlichkeit und vieles mehr.

Spirituell-ganzheitliches Heilen

Der Begriff »Spiritualität«, der diese Sichtweise am besten beschreibt, ist allerdings nicht unbelastet und wird leider oft in die Nähe von Spiritismus, Esoterik usw. gebracht. Deshalb wird im vorliegenden Buch häufig das Wort »Ganzheitlichkeit« benutzt – allerdings nicht in dem Sinne, dass es außer dem hier Beschriebenen nichts gäbe, was zum Heil- und Ganzwerden beitragen könnte. Dies wäre eine Anmaßung. Dennoch hat es sich im Sprachgebrauch so ergeben, dass umfassende Sicht- und Handlungsweisen, die viele Ebenen einbeziehen, »ganzheitlich« genannt werden. Auch wenn in der hier vorgestellten Systematik vielleicht nicht alles enthalten ist, was zum Heilen gehört: So umfassend wie möglich sollen Medizin und die Arbeit eines ganzheitlichen Gesundheitsberaters/Arztes schon sein.

Ich spreche hier nicht zufällig vom »Berater«. Nach meiner tiefen inneren Überzeugung können wir die Gesundheit eines Patienten/Klienten nicht »machen«, auf Bestellung herstellen oder gegen Bezahlung verkaufen. In Begriffen wie »Heiler«, »Therapeut«, »Behandler« usw. steckt immer unterschwellig oder explizit die Erwartung, dass Gesundheit »gemacht« wird, dass das Heilwerden also (gegen Bezahlung) delegierbar sei.

Genau das ist jedoch ein fataler Trugschluss und in vielen Fällen genau das entscheidende Heil-Hindernis! Als Berater können wir aber sehr kompetent die Schritte aufzeigen und den Weg weisen, der dann vom Klienten oder Patienten zu gehen ist. So sind wir als Ärzte/Therapeuten nur Vermittler von Gesundheit, nicht aber »Gesundmacher«. Das Heilwerden geschieht aus den eigenen Quellen des Kranken, zusammen mit den Energien der höheren Macht/des Kosmos. Der chemische Begriff »Katalysator« passt hier ganz gut. Er besagt, dass manche chemische Reaktionen die Anwesenheit einer besonderen Substanz, eben des Katalysators, erfordern, der aber in der Reaktion nicht verbraucht oder verändert wird. Der Katalysator im Auspuff, der die Abgase unschädlich(er) macht, ist ein Beispiel dafür.

Auf allen erwähnten Ebenen des Heilwerdens existieren bereits jahrhunderte- oder gar jahrtausendealte Kenntnisse und komplette Systeme wie Akupunktur, schamanisches Heilen usw. So geht es mir hier nicht in erster Linie darum, viele oder sensationelle neue Wege aufzuzeigen, wie auf den einzelnen Ebenen gearbeitet werden kann. Vielmehr ist es die Absicht dieses Buches und einer daraus resultierenden Heilkunst, diese vorhandenen Kenntnisse und die verschiedenen Dimensionen in ein Gesamtkonzept zu integrieren. Dazu ist es notwendig, eine genaue Systematik der Heildimensionen zu erstellen und die Zusammenhänge dieser Dimensionen untereinander zu klären.

Unabdingbare Voraussetzung ist hier die eigene Erfahrung. Spiritualität lässt sich nicht ohne weiteres im Unterricht oder aus einem Buch lernen. Im Gegensatz zur Schulmedizin, wo es dem Behandler oft nicht möglich ist, mit den von ihm verwendeten Methoden (chemische Arzneimittel, Operationen usw.) zuerst Erfahrungen am eigenen Leib zu machen, sind viele Methoden der ganzheitlichen Medizin ohne weiteres selbst erfahrbar. Die eigene Erfahrung ist sogar oft der einzige Weg, diese Methoden kompetent zu erlernen und dann aus eigener Überzeugung und Erfahrung weiterzugeben.

Ein kleines Beispiel: Wenn wir selbst die Erfahrung gemacht haben, dass Entspannungsübungen plus das Drücken eines bestimmten Akupunkturpunktes am Kleinfingernagelfalz (auf der Seite des Ringfingers, Herzmeridian) die Sitzung auf dem Zahnarztstuhl viel leichter und entspannter macht, werden wir das mit Überzeugung auch anderen empfehlen können.

Deshalb ist die Ausbildung in ganzheitlicher Medizin, wie wir sie etwa in der Akademie Lebenskunst und Gesundheit anbieten, immer sehr stark auch ein Weg des eigenen Heilwerdens. Es erfordert ein hohes Maß an Offenheit und Bereitschaft, die eigenen Heilhindernisse anzuschauen, zu benennen und auszuräumen.

Sich zum heilenden Berater ausbilden zu lassen hat deshalb neben der Vermittlung von Wissen immer auch einen starken Selbsterfahrungsaspekt. Genauso wenig, wie wir uns gesund machen lassen können, können wir uns zum spirituellen Gesundheitsberater ausbilden lassen. Wir können es nur, mit Anleitung, selbst tun. Das, was wir in uns selbst geheilt und geöffnet haben, können wir dann auch in anderen Menschen öffnen.

Die derzeitige Ausbildung der Ärzte und Heilpraktiker besteht leider immer noch fast ausschließlich im »Eintrichtern« von Wissen und Schulen von Fertigkeiten wie Spritzen geben, Operieren und der Anwendung bestimmter Untersuchungstechniken. Dies alles spielt sich fast ausschließlich im Stofflichen, Materiellen ab und geht davon aus, dass der kranke Mensch eine defekte Maschine sei, die repariert werden müsse und könne. Warum eine Medizin, die die nichtkörperliche Dimension des Heilwerdens konsequent vernachlässigt, auf Dauer in die Sackgasse führt, soll im Folgenden näher erläutert werden.

Das kranke Gesundheitswesen:
Was der Schulmedizin westlichen Zuschnitts fehlt und warum sie uns allein nicht weiterbringt

Die Schulmedizin westlicher Prägung nimmt seit langer Zeit eine eigenartige, nicht nur positive Entwicklung. Einerseits vermehrt sich das Fachwissen über Krankheit und Gesundheit immer schneller. Medizinstudenten bekommen es kaum noch in ihren Kopf, und nach einigen Jahren ist die Hälfte dessen, was sie gelernt haben, schon wieder veraltet. Jeden Mediziner, der einige Jahre im »Geschäft« ist, beschleicht irgendwann das Gefühl, nicht mehr ganz auf dem Laufenden zu sein und es auch gar nicht sein zu können. Gleichzeitig wird es aber immer schwieriger, die Fülle des verfügbaren Wissens zu ordnen und es adäquat anzuwenden. Der Überblick geht leicht verloren. Deshalb haben sich mehr und mehr Spezialdisziplinen entwickelt, deren Vertreter zwar in ihrem eigenen, spezifischen Gebiet hochkompetent sind, den Kontakt zum »Ganzen« jedoch zu verlieren drohen.

Gleichzeitig ist der westlichen Medizin schon seit sehr langer Zeit die Erkenntnis abhandengekommen, dass Gesundsein und Kranksein nicht rein stoffliche und materielle Zustände oder Prozesse sind, sondern dass daran viele weitere Dimensionen beteiligt sind, von denen in diesem Buch vor allem die Rede sein wird. Anders als heute waren in früheren Kulturen Ärzte gleichzeitig auch als Psychologen für die mentale, als Seelsorger für die transzendente, als Lebensberater für die energetische und als Schamanen für die intuitive Dimension zuständig.

Dass diese Vielfalt in der Aufgabe des Arztes verlorengegangen ist, liegt nicht nur an der oben erwähnten Wissensflut. Historisch gesehen wollte man sich bereits zur Zeit der Aufklärung von allem möglichen »Ballast« befreien. Und als Ballast galt alles, was nicht mit der neuen Rationalität und Sachlichkeit in Einklang zu bringen war. Alles, was nicht mit den fünf Sinnen oder Messgeräten erfassbar war, galt als nicht existent oder zumindest als suspekt.

Diese Einstellung hat auch im 21. Jahrhundert noch viele Anhänger. So wird bis heute Homöopathie als unwirksam bezeichnet, besonders dann, wenn man in einem hochpotenzierten homöopathischen Arzneimittel keine Moleküle des Ausgangsstoffes finden kann. Handauflegen, Beten, Auratherapie oder gar Fernheilung gelten als medizinischer Humbug, solange man nicht wenigstens irgendwelche Felder messen kann, die der Physik bekannt sind und die eine Wirksamkeit plausibel machen.

Verstärkt wurde diese Entwicklung zur naturwissenschaftlichen Sachlichkeit durch den zunehmenden Einfluss des Geldes und der Wirtschaft. Mit Krankheit wird fast genauso viel Geld umgesetzt wie mit Autos. Nahezu der gesamte Medizinbetrieb wird heute nach wirtschaftlichen Kriterien beurteilt und gesteuert. Dies führt dazu, dass besonders solche Methoden verstärkt betrieben, erforscht, anerkannt, von den Kassen erstattet und gewürdigt werden, die ein hohes wirtschaftliches Potenzial haben. Das aber sind die »stofflichen« Methoden, allen voran die Therapie mit chemischen Arzneimitteln, die Labor- und Apparatdiagnostik, die Chirurgie usw.

Diejenigen Bereiche und Ebenen, mit denen nicht so viel oder so schnell Geld zu verdienen ist, wie beispielsweise Homöopathie, Akupunktur, Handauflegen oder Kinesiologie, werden folglich sowohl bei der Erforschung wie auch in der Anwendung und Erstattung durch die Versicherungen stark vernachlässigt.

So kommt es, dass wir heute in Europa und der übrigen westlichen Welt ein überaus schlagkräftiges Medizinsystem haben, was akute, lebensbedrohliche Zustände und Krankheiten angeht. Andererseits produziert gerade dieses System erhebliche Nachteile und neue Krankheiten und ist oft nicht in der Lage, chronisch Kranken wirksam, das heißt im Sinne einer langfristigen Heilung, zu helfen.

Hoher Blutdruck, Diabetes, Allergien und viele weitere Krankheiten sind durch die hergebrachte Medizin nicht wirklich zu heilen, sondern lediglich zu lindern und zu »verwalten«.

Auch die teilweise immensen Nebenwirkungen von chemischen Arzneimitteln sind der Schattenseite der Schulmedizin zuzurechnen. Schätzungen gehen von bis zu 50 000 Todesfällen pro Jahr durch Arzneimittel allein in Deutschland aus, wobei diese Zusammenhänge oft gar nicht erkannt werden. Nebenwirkungen werden dann als vermeintliche weitere Erkrankung wiederum mit chemischen Mitteln behandelt. Auch die massiven Umweltschäden, die durch das herkömmliche Medizinsystem verursacht werden, müssen zu den Nebenwirkungen gezählt werden.

Wir brauchen eine neue Medizin

Aufgrund all dieser Entwicklungen brauchen wir heute dringend einen Wandel, der das Medizinsystem wieder vom Kopf auf die Füße stellt, oder genauer: der dem heutigen Medizinsystem, das nur noch aus Kopf besteht, wieder Herz, Bauch, Beine und Heilenergie hinzufügt.

Unser Gesundheitssystem ist zu einem Industriezweig degeneriert. »Unterm Strich verlieren wir alle, wenn sich Therapien durchsetzen, die Menschen gesund machen« – mit diesen Worten wird ein Anlageberater für Pharmaaktien an der Wall Street im »Fortune Magazine« zitiert. Mehr und mehr geht es nicht mehr um das Wohl der Menschen, sondern um das Geschäft und um die Erstellung und Einhaltung von Normen.

Ich plädiere dagegen für ein Gesundheits»wesen« mit Seele, Verstand, Augenmaß und Wohlwollen. Ohnehin bin ich fest davon überzeugt, dass jeder Mensch die Kraft und das Potenzial in sich birgt, mit (fast) jeder Krankheit selbst fertig zu werden. Er benötigt allenfalls Unterstützung und Anleitung von außen. Das Hauptaugenmerk dieser Anleitung muss sein, den kranken Menschen wieder in die Lage zu versetzen, selbst die notwendigen Heilimpulse zu erzeugen.

Die Unterstützung der Erkrankten auf das rein Stoffliche zu reduzieren ist eine der größten Fehlentwicklungen der modernen Medizin und produziert vielfach Menschen, die von dieser Art der Unterstützung auf Dauer abhängig werden. Unser hochentwickeltes schulmedizinisches System ist leider im wörtlichen Sinne exklusiv (lat. = ausschließend), indem es wesentliche Bereiche außen vor lässt und ablehnt.

Wir können die beiden Seiten dieser Exklusivität am eigenen Leib erfahren, sobald wir die Schulmedizin in Anspruch nehmen (müssen). Höchstleistungen auf technischem, chirurgischem und chemischem Gebiet stehen in krassem Gegensatz zu einem vielfach unübersehbaren Defizit in Sachen menschlicher Zuwendung. Eine Integration unkonventioneller Methoden kommt so gut wie gar nicht vor, und bei den chronischen Krankheiten hat die Schulmedizin nur äußerst dürftige Erfolge vorzuweisen.

Vieles von dem, was wir im vorliegenden Buch unter ganzheitlicher Medizin verstehen, wird üblicherweise als »unwissenschaftlich« bezeichnet und deshalb von der etablierten Medizin abgelehnt. Dem soll hier widersprochen werden, denn:

★ die Schulmedizin ist bei weitem nicht so wissenschaftlich, objektiv und unabhängig, wie sie sich gibt,
★ die Methoden der ganzheitlichen Medizin lassen sich durchaus in plausibler Weise auf physikalische und che-

mische Phänomene zurückführen, die in zahlreichen Untersuchungen auf ihre Stichhaltigkeit untersucht wurden. Wo solche Untersuchungen fehlen, steht oft eine beachtliche Menge an Erfahrungsmaterial zur Verfügung,

★ die Schulmedizin beruft sich bis zum heutigen Tag auf ein veraltetes Weltbild und integriert die Fortschritte der modernen Physik nicht.

So ist auch der Begriff der Quantenheilung entstanden als Versuch, Heilen und moderne Physik sprachlich miteinander zu verbinden. Genau diejenigen Methoden der ganzheitlichen Heilkunst, die mit herkömmlicher Wissenschaft und Physik nicht erklärbar waren, erhalten durch die Erkenntnisse der Physik des 20. Jahrhunderts erst ihre wissenschaftliche Legitimation. Dabei spielt sich Heilung in allen Dimensionen ab, wenn wir sie nur genau genug betrachten, immer auch auf der atomaren, subatomaren und quantenphysikalischen Ebene, ganz gleich, ob es sich um die Heilung etwa eines Knochenbruchs, einer Depression, von Migräne oder Durchfall handelt. Andere Autoren hingegen verwenden den Begriff Quantenheilung viel enger und nur für energetische, spirituelle Therapietechniken.

Außerdem müssen Begriffe wie »Gesundheit«, »Krankheit« und »Heilung« erweitert und auf eine neue Grundlage gestellt werden. Was die Aufgabe des Arztes betrifft, wäre der Medizin mit einer Rückorientierung auf ihren eigenen Ursprung durchaus gedient: Wer an die Quelle will, muss gegen den Strom schwimmen.

Gesundheit – auch ein Wirtschaftsfaktor

Seit Jahren ist das Geschrei über die angebliche Geldnot im Gesundheitswesen groß. Es könnten, so wird geklagt, nicht mehr alle Leistungen bezahlt werden, die erforderlich seien.

Begründet wird das immer wieder damit, dass die Bevölkerung im statistischen Durchschnitt älter wird und deshalb mehr Kranke als früher zu versorgen seien. Auch heißt es, moderne diagnostische Methoden (Kernspintomographie, künstliche Gelenke usw.) würden die Kosten nach oben treiben.

Diese Faktoren sind zweifellos vorhanden. Sie sind jedoch nur ein kleiner Teil des Problems. Andere, weit entscheidendere Aspekte werden nur selten erwähnt oder tunlichst verschwiegen. Der Preistreiber Nummer eins in unserem Gesundheitswesen ist die Pharmaindustrie. Und das gleich aus mehreren Gründen: Kaum eine Branche verdient in den letzten Jahrzehnten so gut wie sie. Selbst in Rezessionsjahren vermelden die Pharmakonzerne zweistellige Zuwachsraten, steigen die Aktienkurse und werden satte Dividenden ausgeschüttet.

Die Pharmariesen verfügen über eine beträchtliche Marktmacht und einen ebenso großen politischen Einfluss. Die Hersteller von Medikamenten nehmen sehr effektiv Einfluss auf das Gesundheitswesen – mit einem Heer von »Pharmareferenten«, die die Arzneimittel (über die Ärzte) unters Volk bringen sollen, mit einem Werbeetat, der teilweise größer ist als der Haushalt ganzer Staaten, mit als »Fortbildung« deklarierten Werbeveranstaltungen für Ärzte, Heilpraktiker usw. und mit einer effektiven Lobbyarbeit. (Übrigens wurden Pharmareferenten, die in meine Praxis kamen, schon an der Rezeption freundlich, aber bestimmt darauf hingewiesen, dass ich meine Informationen lieber aus anderen Quellen, zum Beispiel aus dem werbeunabhängigen »arznei-telegramm«, beziehe.)

Ein großzügiger Patentschutz von zehn Jahren gewährt den Herstellern reichlich Möglichkeiten, an neuen Präparaten kräftig zu verdienen. Die Preise für neue Arzneimittel werden dabei ausschließlich von den Herstellern festgelegt! Den Krankenkassen bleibt nichts anderes übrig, als diese Preise zu akzeptieren, und den Patienten bleibt dann schließlich nur noch, die Erhöhung von Kassenbeiträgen oder Zuzahlungen hinzunehmen. Nach Ablauf der zehnjährigen Patentschutzfrist fallen die Preise dann oft auf einen (marktgerechten) Bruchteil.

Was als kostenintensive Forschung ausgegeben wird, ist meist nur der (erfolgreiche) Versuch, den Patentschutz der Konkurrenz zu umgehen und mit einem leicht veränderten Wirkstoff ein »neues« Mittel auf den Markt zu bringen, mit wiederum zehnjährigem Patentschutz.

Die Kosten, die durch chemische Arzneimittel verursacht werden, sind in Wirklichkeit um ein Vielfaches höher als der ursprüngliche Kaufpreis, da fast alle Mittel z.T. erhebliche Nebenwirkungen haben, die dann natürlich wieder – mit anderen Mitteln – z.T. lebenslänglich behandelt werden müssen. Umweltschäden, die durch die Produktion von Medikamenten entstehen, wie etwa medikamentenhaltige Abwässer, sind weitere erhebliche Kostenfaktoren.

Dabei ist es in einem Wirtschafts- und Gesellschaftssystem wie dem unseren zunächst nicht zu beanstanden, dass der Hersteller eines Produkts versucht, dessen Vorteile zu präsentieren und die eventuellen Nachteile nicht an die große

Glocke zu hängen. Das ist Marketing der offiziell erlaubten und erwünschten Art. Nur sollte den Konsumenten (in diesem Fall den Ärzten und Patienten) bewusst sein, dass diese Art der Information naturgemäß einseitig ist und sich prinzipiell von einer Waschmittelreklame nicht unterscheidet.

Eine sachliche, neutrale Abwägung von Vor- und Nachteilen bestimmter Medikamente lässt sich allein anhand der Verlautbarungen der Pharmaindustrie nicht vornehmen. Deshalb brauchen wir dringend mehr Neutralität in der Medizin.

Ein Versuch in diese Richtung ist die Gründung des Instituts für Qualität und Wirtschaftlichkeit im Gesundheitswesen (IQWiG) im Jahr 2004. Es hat den gesetzlichen Auftrag, die Vor- und Nachteile medizinischer Leistungen für die Patienten objektiv zu überprüfen.

Diese an sich sehr sinnvolle Institution war jedoch von Anfang an massiver Kritik seitens der Pharmaindustrie, der Politik und seltsamerweise sogar der Ärzte ausgesetzt: Die Arbeit des Instituts sei nicht seriös, die Ergebnisse seien nicht verwertbar, nicht auf den medizinischen Alltag anwendbar usw.

Inzwischen ist bekannt, dass der Leiter des Instituts, Prof. Dr. Peter Sawicki, der als scharfer Kritiker der Pharmaindustrie gilt, seinen Hut nehmen muss. Das Institut, so ist zu hören, solle künftig enger mit der Industrie zusammenarbeiten ...

Die im vorliegenden Buch beschriebenen Therapieformen zur Ergänzung der Schulmedizin sind zwar oft ebenfalls nicht durch langfristige Studien untersucht, sie sind jedoch meist nebenwirkungsfrei oder -arm. In vielen Fällen könnten die hier vorgestellten Methoden auch enorme Beträge einsparen. Ein kleines Beispiel mag das verdeutlichen: In einer eindrücklichen Studie konnte gezeigt werden, dass Frühgeborene auf der Intensivstation um 40 Prozent schneller an Gewicht zunehmen, wenn sie dreimal am Tag für sechs Minuten gestreichelt werden. Jeder Tag auf dieser Station bis zur Entlassung mit dem erforderlichen Mindestgewicht kostet aber 400 Euro ...

Wie wissenschaftlich ist die Schulmedizin, wie unwissenschaftlich die Komplementärmedizin? Eine Analyse

Löst die Schulmedizin ihren Anspruch auf Wissenschaftlichkeit an allen Stellen ein? Und wie steht es mit der wissenschaftlichen Untersuchung der naturheilkundlichen, energetischen, spirituellen Therapieformen?

Es ist wenig bekannt, dass diese sich seit geraumer Zeit durchaus auf wissenschaftliche Erkenntnisse gründen und berufen können. Wichtig ist dies vor allem aus zwei Gründen: Zum einen wird mangelnde Wissenschaftlichkeit immer wieder als Argument dafür ins Feld geführt, dass Verfahren der »erweiterten« Medizin von den Krankenkassen nicht bezahlt werden könnten, nicht angewandt werden sollten, nicht wirksam seien, nur auf Einbildung beruhten, Abzocke seien usw.

Zum anderen zeigt sich bei näherem Hinsehen, dass der schulmedizinische Anspruch auf wissenschaftlich einwandfreie Beweisbarkeit ebenfalls oft nicht erfüllt ist. Als ich 1977 von der Physik in die Medizin wechselte, musste ich erstaunt feststellen, dass die Kriterien, die in der Physik an Wissenschaftlichkeit gestellt werden und nach denen ich jahrelang gearbeitet hatte, im Medizinbetrieb recht lax gehandhabt wurden. Dies hat zum Teil sicherlich historische Gründe. Zum Teil liegt es aber wohl auch daran, dass der Arzt in erster Linie Anwender ist und der wissenschaftliche Hintergrund ihn nur am Rande interessiert.

In der »vorwissenschaftlichen« Zeit war es selbstverständlich, dass alle möglichen Elemente des Heilens in die tägliche Arbeit des Arztes einbezogen wurden. Andererseits: Was heißt »vorwissenschaftlich«? Schon die Ärzte der Antike legten großen Wert darauf, sorgfältig zu recherchieren und zu beobachten, welche Krankheiten mit welchen Mitteln zu behandeln waren, spirituelle, hellsichtige, intuitive und andere Elemente eingeschlossen. Schon Hippokrates, der große griechische Arzt, auf den sich die Medizin bis heute beruft, nutzte in seiner Tätigkeit als Arzt spirituelle Elemente und legte hierauf auch in seinen Schriften großen Wert. Er betonte, man müsse »den Menschen stets im Ganzen sehen, also mit und in seinem Umfeld begreifen«.

Der große Bruch mit der Tradition geschah in der Zeit der Aufklärung. Es hatten sich im Laufe der Jahrhunderte zahlreiche Elemente, Erkenntnisse und Methoden in den medizinischen Alltag eingeschlichen, die einer ehrlichen Bewertung nicht mehr standhielten. Etliche der damals angewandten Behandlungsformen hatten mitunter katastrophale Nebenwirkungen. »Rosskuren« etwa mit Quecksilber, unsinnige Aderlässe und andere drastische Maßnahmen haben wohl so manchen Patienten das Leben gekostet.

Allerdings wurde zusammen mit den untauglichen Methoden auch viel Nützliches aus dem Repertoire der Medizin verbannt. Vorherrschend war nun das Prinzip strenger »Sachlichkeit«, die von einer rein stofflichen Grundlage des

Krank- oder Gesundseins ausging. Alles, was nicht mit den damals bekannten Gesetzen der Mechanik und Gravitation sowie den Anfängen der Chemie erklärbar war, wurde für nicht existent gehalten. Der menschliche Körper wurde gemäß dem Weltbild von Descartes als rein stoffliche Maschine angesehen. Was nicht funktionierte, sollte dementsprechend zu reparieren sein.

Auf dieser Reduktion auf das rein Stoffliche, Sachliche, Materialistische basiert die Schulmedizin noch heute. Schaut man demgegenüber auf die hier vorgestellten fünf Dimensionen der Quantenheilung, wird unmittelbar deutlich, dass in der Schulmedizin eine Verkürzung auf höchstens ein Fünftel all dessen vorgenommen wird, was heilsam ist. Es liegt nahe, dass dies der Grund für den geringen Erfolg der Schulmedizin besonders bei chronischen Krankheiten ist.

Die schulmedizinische Reduktion auf die stoffliche, materielle Dimension wird immer wieder begründet mit »wissenschaftlichen« Daten, die die Richtigkeit dieses Weges beweisen sollen und die, so heißt es, bei den anderen vier Dimensionen fehlen. Dass ich das Wort »wissenschaftlich« in Anführungszeichen schreibe, hat seinen besonderen Grund. Ich hatte bereits angedeutet, dass bei weitem nicht alles in der heutigen Medizin, was als wissenschaftlich bewiesen gilt, auch einer neutralen Überprüfung standhält. Darüber hinaus wird das Prädikat »wissenschaftlich« in der Medizin mitunter recht eigenwillig verwendet.

Die heutige Schulmedizin lebt mit dem Anspruch, umfassend, sachlich und wissenschaftlich zu sein. Dass keines dieser drei Kriterien vollauf erfüllt ist, ahnen wir schon. »Umfassend« beispielsweise würde bedeuten, dass die Schulmedizin die überwiegende Mehrzahl der Krankheiten heilen kann. Genau dies trifft jedoch nicht zu. Wirklich bahnbrechende Erfolge hat die Schulmedizin primär bei den akuten Krankheiten und bei Krankheiten vorzuweisen, die mit einer strukturellen Störung einhergehen.

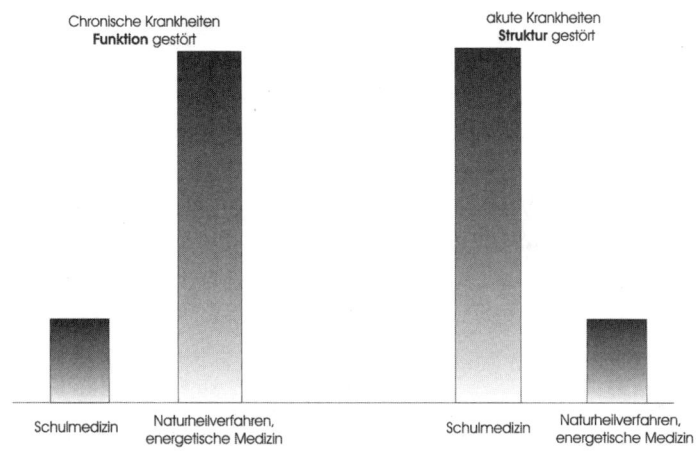

Potenz medizinischer Verfahren

Bei akuten Ereignissen wie etwa Infekten, Unfällen, Operationen mit Ersatz defekter Körperteile und dergleichen mehr hat sich der mechanistisch-materialistische Ansatz bewährt. Weit weniger erfolgreich sieht die schulmedizinische Bilanz bei chronischen Krankheiten und funktionellen Störungen aus, wie etwa hoher Blutdruck, Depression, Tinnitus, Verdauungsstörungen, Diabetes u.v.m. Hier kann die Schulmedizin die Krankheit oft nur »verwalten« und vorübergehend lindern, nicht aber wirklich heilen. Dazu gibt es in der Kassenmedizin spezielle »Disease Management Programs«

(»Krankheitsverwaltungsprogramme«) – eine Wortschöpfung, die deutlich offenbart, wie weit der Anspruch auf Heilung hier zurückgeschraubt ist und wie selbstverständlich dies in Kauf genommen wird.

Dass die Schulmedizin darüber hinaus auch von unsachlichen Impulsen gesteuert wird, liegt an ihrer starken Verknüpfung mit wirtschaftlichen Interessen. Die beiden größten medizinischen Tageszeitungen, die den Ärzten jeden Tag kostenlos auf den Schreibtisch flattern (»Ärzte Zeitung« und »Medical Tribune«), sind komplett finanziert von der Pharmaindustrie. Vorgefertigte Artikel, die den Anschein eines neutralen redaktionellen Beitrags erwecken, werden in diesen Zeitungen den Ärzten als »Information« präsentiert. Dementsprechend ist der Inhalt mit Vorsicht zu genießen.

Auch das Selbstverständnis der Schulmedizin, was Wissenschaftlichkeit angeht, ist in mehrfacher Hinsicht zu beanstanden. Vergleichen wir die Schulmediziner einmal mit den Grundlagen-Wissenschaftlern schlechthin, den Physikern. Und beginnen wir dabei mit der Frage danach, was »Wissenschaft« eigentlich ist.

Die Definition des Begriffs »Wissenschaft« ist recht schwierig. Linus Pauling, einer der großen Physiker und Chemiker des letzten Jahrhunderts, formulierte in ironischer Selbsterkenntnis: »Wissenschaft ist der auf den neuesten Stand gebrachte Irrtum«, und erklärte damit gleich eine der grundlegenden Notwendigkeiten, nämlich ständig im Auge zu behalten, ob der bisherige Erkenntnisstand nicht doch falsch oder zumindest unvollkommen sein könnte.

Demgemäß würde ich »Wissenschaft« definieren wie folgt: »Wissenschaft ist der ehrliche und ergebnisoffene

Versuch, eine schlüssige Theorie in Einklang zu bringen mit den Beobachtungen und Erfahrungen.« Eine so definierte Wissenschaft stützt sich auf folgende Voraussetzungen:

* Sie muss jederzeit bereit sein, einen Irrtum einzugestehen.
* Experimente müssen »falsifizierbar« (die Ergebnisse widerlegbar) sein, wie schon der renommierte Wissenschaftstheoretiker Karl Popper forderte. Das bedeutet, dass jedem anderen Forscher die Möglichkeit gegeben werden muss, eine Behauptung zu widerlegen.
* Wissenschaft erfordert Neugier auf das bisher »Unerklärliche«.
* Sie erfordert Unabhängigkeit, und
* sie lebt von der Kreativität.

Diese fünf Forderungen sind in der modernen Schulmedizin nur sehr bedingt eingelöst. In ihrem Bemühen um »Versachlichung« ist die Schulmedizin im physikalischen Weltbild des 19. Jahrhunderts steckengeblieben. Fast die gesamte Entwicklung der Physik des 20. Jahrhunderts ist an der Medizin vorbeigegangen: die Relativitätstheorie (A. Einstein), die Quantenmechanik (M. Planck, E. Schrödinger), die Unschärferelation (W. Heisenberg), die Atom- und Kernphysik (R. Feynman, N. Bohr u.a.), die Chaostheorie, die Theorie der Biophotonen (B. Heim, F. A. Popp, M. Bischof) usw. Lediglich im apparativen Bereich und bei der Herstellung von Arzneimitteln wird moderne Physik eingesetzt.

Die Möglichkeit, dass beim Heilungsprozess auch Kräfte am Werk sind, die der Arzt nicht kontrollieren kann oder wenigstens kennt, wird von der Schulmedizin nicht als

Chance verstanden, sondern eher als etwas, worum man sich sorgen muss.

Die Schulmedizin ist darüber hinaus in einem Materialismus steckengeblieben, der nicht ausreichend berücksichtigt, dass fast alle Krankheiten nicht nur eine, sondern mehrere Ursachen haben. Die Reduktion auf eine Ursache verschenkt Möglichkeiten des Heilwerdens. Hier fehlt der Antrieb, auch neues Terrain zu betreten. Dabei müsste die Schulmedizin angesichts der zahlreichen Krankheiten, die nicht geheilt, sondern nur »verwaltet« werden können, eigentlich ausgesprochen neugierig auf bislang Unbekanntes sein.

Selbst unter den selbst auferlegten Ansprüchen kann die Schulmedizin nicht als »wissenschaftlich« im engeren Sinne bezeichnet werden: Nur ca. 15 Prozent aller Arzneitherapien gründen sich auf genaue Untersuchungen, 85 Prozent schweben im »luftleeren Raum«. Studien zur Parallelbehandlung mit mehr als drei Medikamenten existieren nicht, der Durchschnitt des Krankenhauspatienten erhält aber über sechs Medikamente gleichzeitig, ältere Menschen oft zehn und mehr Mittel, deren gegenseitige Beeinflussung überhaupt nicht abschätzbar oder erforscht sind. Die Wirkung von chemischen Arzneimitteln auf Kinder ist bis heute nur teilweise erforscht, ebenso die unterschiedliche Wirkung auf Männer und Frauen. So ist die Komplementärmedizin möglicherweise sogar wissenschaftlicher als die Schulmedizin, um es mit einem Satz von Fritz-Albert Popp zu sagen, einem der Erforscher der Biophotonen.

Zugleich hält die medizinische Forschung fest am Prinzip der sogenannten Doppelblindstudien, die eine »Evidence-Based Medicine« (EBM), also eine auf Beweisen fußende Medizin, ermöglichen sollen. Übersehen wird dabei, dass es praktisch unmöglich ist, eine gleichmäßige Verteilung der nicht untersuchten Einflussfaktoren auf alle Probanden zu gewährleisten. Ebenso wenig erfolgen medizinische Abläufe bei allen Menschen gleich, linear und stetig (ohne sprunghafte Änderung der Messwerte). Auch dass die zu messenden Werte unabhängig vom Beobachter seien, ist eine Fehleinschätzung. Die Quantenphysik hat das genaue Gegenteil bewiesen!

Bei alledem soll nicht in Abrede gestellt werden, dass die Schulmedizin hochwirksam und segensreich ist, wo es um akute, lebensbedrohliche Krankheiten geht oder um die »Reparatur« von zerstörten Gewebestrukturen.

In Deutschland wird jeder fünfte Euro direkt oder indirekt in Zusammenhang mit Gesundheit oder Krankheit ausgegeben. Dies ist mehr Geld, als für das Autofahren aufgewendet wird! Etwa ein Drittel der Gesundheitsausgaben entfällt auf Medikamente. Die Pharmaindustrie ist mittlerweile zur weltweit mächtigsten Branche aufgestiegen, noch vor Rüstung und Öl. Ihre Lobbyisten am Bundestag in Berlin nehmen gezielt Einfluss auf die Politik. Denn alle staatlichen Bemühungen um ein funktionierendes, sinnvolles Gesundheitswesen mit sorgfältig überprüften Diagnose- und Behandlungsmethoden tangieren unmittelbar auch wirtschaftliche Interessen.

Dies betrifft die Gesetzgebung und die Verträge mit den Krankenkassen, Ärzten, Krankenhäusern usw., aber im Besonderen auch die medizinische Forschung: Erforscht wird fast ausschließlich, was einer wirtschaftlichen Nutzung zugutekommen kann. Wirtschaftlich nutzbar sind hauptsächlich die chemische Arzneitherapie und die Apparatemedizin. Methoden, die mit geringem materiellem Aufwand auskommen und daher weniger lukrativ sind, werden so gut wie nicht erforscht, da sich keine Geldgeber zur Finanzierung von Untersuchungen finden.

Die medizinische Forschung an Universitäten wird überwiegend aus Drittmitteln, also Zuschüssen der Industrie, finanziert. Sie ist damit ebenfalls nicht unabhängig. Neunzig Prozent aller Studien zu Arzneimitteln werden von der Pharmaindustrie durchgeführt oder stehen unter ihrem direkten Einfluss, wie etwa im »arznei-telegramm« immer wieder betont und mit Quellen belegt wird. Siebzig Prozent aller Ergebnisse (nämlich die »ungünstigen«) werden nicht veröffentlicht (der Geldgeber hat das Recht, dies zu entscheiden). Forschungen über Methoden, die in Konkurrenz zu den Interessen der Pharmaindustrie treten, werden ignoriert, boykottiert, sabotiert, lächerlich gemacht, oder die Ergebnisse werden einfach aufgekauft, um sie dann verschwinden zu lassen.

Naturgemäß steht damit die materielle Dimension der Gesundheitslehre im Zentrum des öffentlichen Interesses – auf Kosten der übrigen vier Dimensionen.

Umso erstaunlicher und erfreulicher ist es, dass es trotz all dieser Widrigkeiten immer wieder Bemühungen gab und gibt, die mentale, intuitive, energetische und transzendente Dimension auf eine wissenschaftliche Basis zu stellen. Und dies mit Erfolg. Es gibt eine beachtliche Zahl von Untersuchungen zu zahlreichen medizinischen und »paramedizinischen« Themen, die zu teilweise beeindruckenden Ergebnissen kommen.

Das hier geforderte neue Verständnis von Medizin, Gesundsein und Heilung hängt nicht im luftleeren Raum. Es basiert auf den Erkenntnissen der Physik, insbesondere der Quantenphysik, die im 20. Jahrhundert eine Revolution in den Grundlagenwissenschaften herbeiführte.

Für ein neues Medizin- und Gesundheitsverständnis ist sie enorm wichtig: Gerade durch die bahnbrechenden Erkenntnisse der Physiker im 20. Jahrhundert wird vieles überhaupt erst in Ansätzen erklärbar und verstehbar, was sich im Menschen, zwischen Menschen und letztlich zwischen allen Lebewesen abspielt. Dass jede Zelle mit jeder anderen zu jedem Zeitpunkt Informationen austauscht, dass Pflanzen, Tiere und Menschen untereinander stets in unsichtbarem Kontakt stehen, dass sich Gesundheit oder Krankheit entgegen allen wissenschaftlichen Erkenntnissen und entgegen aller Logik einstellen kann, ist ohne die Quantenphysik nicht zu erklären, mit ihrer Hilfe aber sehr wohl! Deshalb spreche ich auch von Quantenheilung. An dieser Stelle möchte ich etwas weiter ausholen.

In den letzten Jahrhunderten musste die Physik mehrfach umgeschrieben und nachgebessert werden. Die von Albert Einstein Anfang des 20. Jahrhunderts beschriebene spezielle und erst recht die allgemeine Relativitätstheorie brachten Erschütterungen des wissenschaftlichen Weltbildes mit sich, die teilweise noch heute zu spüren sind. Nach und nach wurden Phänomene entdeckt, mit deren Existenz niemand gerechnet hatte oder die bei oberflächlicher Betrachtung der Alltagserfahrung widersprechen. Die Physiker mussten einsehen, dass die Welt nicht frei von »Kuriositäten« ist, und machten sich an die Arbeit, diese Erscheinungen einzuordnen in ein neues, übergeordnetes Weltbild.

Mit der Zeit wurde deutlich: Die Phänomene der Quantenmechanik gelten nicht nur für physikalische Extremfälle, sondern sind viel weiter verbreitet, als man zunächst annahm. Man denke hier etwa an die Physik von sogenannten verschränkten Teilchen. Danach stehen Teilchen, die sich einmal begegnet sind und später womöglich extrem weit voneinander entfernt sind, dennoch auf geheimnisvolle Weise in Kontakt miteinander. Ändert sich der Zustand eines dieser verschränkten Teilchen, so reagiert auch das andere im gleichen Moment mit einer Veränderung. Wie diese Verbindung funktioniert, ist nach wie vor ein Rätsel.

Die moderne Physik ist längst (wieder) bereit, Begriffe wie »Geist«, »Gott«, »Wunder« oder »Staunen« zu verwenden, ohne sich des Dilettantismus schuldig zu machen.

So schreibt etwa der Biologe und Medizin-Nobelpreisträger George Wald: »Geist und Materie sind komplementäre Aspekte der einen Wirklichkeit.« Oder in einer anderen Formulierung: »Geist, statt eine späte Folge in der Evolution des Lebens zu sein, hat schon ewig als Matrix existiert, als Quelle und Bedingung der materiellen Realität.«

Was wir also eigentlich tun, wenn wir die Gesundheit in allen fünf Dimensionen voranbringen, ist Heilung mit Hilfe des Quantenfeldes (Quantenheilung).

Stellvertretend für andere seien hier einige Forschungsprojekte beschrieben, die Dinge zutage förderten, die bis dahin als unmöglich galten: Schon in den 30er Jahren des letzten Jahrhunderts fand der an der Universität Florenz lehrende Chemiker Giorgio Piccardi heraus, dass Wasser sein Verhalten unter dem Einfluss von kosmischen Faktoren wie Sonnenlicht, Mondphasen, Position der Erde im Weltraum usw. messbar ändert. Der Mensch besteht zu 70–80 Prozent aus Wasser!

Der russische Biologe Alexander Gurwitsch konnte schon 1922 zeigen, dass zwei nebeneinanderliegende Zwiebelwurzeln sich gegenseitig im Wachstum beeinflussen, auch wenn die Zwiebeln durch Glas voneinander getrennt sind (vgl. Tompkins 1973).

Um 1970 zeigten Peter Tompkins und Christopher Bird in sauber durchgeführten Experimenten, dass Pflanzen untereinander Informationen austauschen, ohne stofflich in Kontakt zu stehen. Sie fanden weiterhin, dass Pflanzen »Gedanken lesen« können: Kommt eine Versuchsperson in die Nähe einer Pflanze in der Absicht, diese abzuschneiden, ändert diese sofort ihr elektrisches Verhalten dramatisch: Ihr elektrisches Potenzial »kollabiert«. Nähert sich die Versuchsperson dagegen mit der Gießkanne, bleiben die elektrischen Verhältnisse stabil.

Wie wichtig das »Wohlergehen« der Pflanzen auch für uns Menschen ist, liegt auf der Hand, wenn man bedenkt, dass wir uns zu 60–80 Prozent von Pflanzen ernähren (sollten!).

Spätestens beim nachfolgend beschriebenen Experiment müsste jeder, und besonders jeder Schulmediziner, bereit sein, seine herkömmlichen Ansichten über »objektive Messungen« über Bord zu werfen. Wissenschaftler der Princeton University setzten bei ihrem Versuch in den 1970er und 1980er Jahren sogenannte Zufallsgeneratoren ein. Diese Apparate erzeugen nach einem völlig zufälligen Prinzip in beliebiger Abfolge zum Beispiel Einsen oder Nullen, so dass man nie vorhersagen kann, ob als Nächstes eine Eins oder eine Null kommt. Jedoch erscheinen über lange Sicht, also im statistischen Mittel, immer genau 50 Prozent Nullen und 50 Prozent Einsen.

Für die groß angelegte Studie wurden Messapparaturen weltweit an verschiedenen Orten aufgestellt. Es zeigte sich, dass Menschen durch alleiniges »Da-Sein und Daran-Denken« das von den Zufallsgeneratoren erzeugte Ergebnis beeinflussen konnten. Auf diese Weise konnte beispielsweise die zu erwartende Verteilung von Nullen und Einsen von 50:50 auf 52:48 verändert werden. Mit zwei Menschen war der Effekt siebenmal so stark wie bei einer Person alleine. Am stärksten war der Effekt bei Menschen, die in einer Herzensbeziehung miteinander stehen. Keinen Effekt wiederum erzielte, wer sich »verbissen« darum bemühte, den Generator zu beeinflussen.

Auch nachfolgende Experimente konnten diesen Effekt reproduzieren und bestätigen. Besonders stark war der Einfluss der Menschen auf die Maschine, wenn die Versuche in unmittelbarer zeitlicher Nähe zu »weltbewegenden« Ereignissen stattfanden (wie etwa Prinzessin Dianas Tod, dem Anschlag auf das World Trade Centre usw.)

Auf denselben Effekt hatte bereits der chinesische Raumfahrtexperte Qian Xuesen (geb. 1911) hingewiesen, lange Zeit Präsident der Chinesischen Akademie der Wissenschaften: »Es gibt Beweise, dass der Mensch auf externe Objekte einwirken kann, ohne dass ein physischer Kontakt besteht.« Den Physikern ist längst bekannt (wenn auch sehr unangenehm!), dass bei kernphysikalischen Experimenten die Erwartungshaltung des Experimentators das Messresultat beeinflusst. So rücken Dinge wie Telepathie oder Geistheilung in den Bereich des wissenschaftlich Vorstellbaren.

Zur Wirkung von Farben auf den menschlichen Organismus gibt es ebenfalls schon lange grundlegende Forschungen. Zunächst einmal ist bekannt, dass der Sehnerv nicht nur die eigentliche Sehinformation an das Großhirn weiterleitet, sondern dass er auch sogenannte vegetative Fasern enthält, die zur Hypophyse (Hirnanhangsdrüse), Epiphyse (Zirbeldrüse) und zu weiteren vegetativen Zwischenhirnkernen führen, also dorthin, wo Emotionen verarbeitet sowie Blutdruck und Schlaf-Wach-Rhythmus reguliert werden.

P. D. Wade konnte 1988 sogar zeigen, dass Lichtinformationen, besonders Farben, auch direkt über die Haut, also nicht nur über das Auge, zur Zirbeldrüse gelangen. So wird plötzlich erklärbar und fast selbstverständlich, dass Farben Auswirkungen auf die Gesundheit haben, etwa die Farben der Kleidung, unserer Wohn- und Arbeitsumgebung, aber auch die bei einer Farbbrillen-Therapie oder Farbakupunktur bewusst eingesetzten Farben.

Der britische Biologe Rupert Sheldrake (geb. 1942) führt seit vielen Jahren Experimente durch, um die Felder, die solchen Fernwirkungen zugrunde liegen, näher zu beschreiben. Er nennt sie »morphogenetische« Felder, wie auch sein Wegbereiter, der Arzt Alexander Gurwitsch (1892–1954).

Welcher Klasse der in der Physik bekannten Felder die morphogenetischen Felder zuzuordnen sind, bleibt bis heute unbeantwortet. Möglicherweise spielen die sogenannten Biophotonen, von denen später noch die Rede sein wird, hier eine entscheidende Rolle.

Sheldrakes verblüffend einfache Experimente zeigen zum Beispiel, dass Haustiere hellsichtig sind – ein Phänomen, das nahezu jedem schon einmal in Berichten von Bekannten und Freunden begegnet sein dürfte. Sheldrake bewies etwa, dass ein Hund, der tagsüber zu Hause geblieben war, schon im Voraus merkte, dass sein Herrchen, noch kilometerweit entfernt, in absehbarer Zeit von der Arbeit nach Hause zurückkommen würde. Der Hund war bei diesen Experimenten auch nicht durch veränderte Dienstschlusszeiten seines Herrn, eine Veränderung der Route oder des für den Heimweg benutzten Verkehrsmittels zu täuschen. Nein, allein schon die Absicht des Herrn, demnächst den Heimweg anzutreten, löste beim Hund Wiedersehensvorfreude aus. Wieso sollten wir Menschen nicht über vergleichbare Fähigkeiten verfügen?

Schon in den 1890er Jahren entwickelten Jakob Narkiewicz und Hippolyte Baraduc die Kirlianfotografie, die im 20. Jahrhundert von Semjon Kirlian weiterentwickelt wurde. Mit ihrer Hilfe kann besonders an den Händen, aber auch an Pflanzen die Abstrahlung der Zellen aufgezeichnet werden.

Der Kirlianfotografie verwandte Verfahren werden genutzt, um die sogenannte Aura, die sich um alle Lebewesen bildet, zu messen, zu fotografieren und so für die Diagnostik und Therapiekontrolle einsetzbar zu machen.

Ein besonders aufschlussreiches Experiment wurde 1993 in den USA durchgeführt: Eine Blutprobe mit weißen Blutkörperchen einer Versuchsperson wurde in einem vom Probanden getrennten Raum elektrisch untersucht. Die elektrischen Eigenschaften der Probe veränderten sich dramatisch, je nachdem, was der Proband (der »Eigentümer« der Zellprobe) gerade tat oder dachte. Das Experiment funktionierte auch noch zwei Tage nach der Probenentnahme und über große Entfernungen, wenn also der Proband bis zu 75 km von seiner Blutprobe entfernt war (vgl. McTaggart 2007).

Eine weitere spannende Forschungsarbeit stammt von Masaru Emoto. Er fand heraus und hat dokumentiert, dass beim Kristallisieren von Wasser zu Eis die Form und Regelmäßigkeit der sich bildenden Eiskristalle von Gedanken oder Worten abhängt, die zu diesem Zeitpunkt »in der Luft liegen«. Positive Worte oder Gedanken ließen dabei sehr viel regelmäßigere Kristalle wachsen als negative.

Das eigentlich Beeindruckende an dieser Arbeit ist jedoch nicht, dass Worte oder Gedanken etwas bewirken, sondern dass das bisher als unbelebt geltende Wasser ein erstrangiger Informationsträger ist und sogar »menschliche« Reaktionen zeigt! Emotos Experimente wurden nach strengen wissenschaftlichen Kriterien durchgeführt.

In den letzten Jahren wurden zahlreiche Experimente mit Heilern und Hellsichtigen durchgeführt, speziell im Institut für Kommunikation und Gehirnforschung Stuttgart unter der Leitung des Physikers und Psychologen Günter Haffelder. Dabei konnte gezeigt werden, dass Hellsichtige eine andere Wellenstruktur der Hirnströme (oft sogenannte Gammawellen statt der im Wachzustand üblichen Betawellen) zeigen, wenn das EEG mit einer sogenannten Fourier-Analyse in einzelne Frequenzbereiche aufgeteilt wird. Solche Messungen wurden zum Beispiel an Anouk Claes vorgenommen, einer hellsichtigen Schweizerin, die mit dem Neurologen Dr. Jakob Bösch zusammenarbeitet.

Das entscheidende Bindeglied zwischen diesen unglaublichen, weil bisher unerklärlichen Phänomenen sind möglicherweise die sogenannten Biophotonen. Burkhard Heim, Diplom-Physiker und Schüler von Werner Heisenberg, fand bereits Anfang der 1970er Jahre heraus, dass Lebewesen eine spezielle schwache Art Licht abstrahlen, noch wesentlich schwächer als die bereits bekannte Biolumineszenz (etwa bei Leuchtkäfern).

Der quantenphysikalische Ausdruck für Lichtabstrahlung lautet »Photon«, da nach den Erkenntnissen der Quantenmechanik Lichtstrahlung immer in kleinen Quäntchen, eben den Photonen, ausgesandt wird. Heim nannte diese Photonen deshalb Biophotonen. Weiterentwickelt wurde die Theorie der Biophotonen von Prof. F. A. Popp und Marco Bischof. Vorausgegangen waren Tausende Experimente, in denen gezeigt werden konnte, dass Pflanzen durch ultraschwache Lichtquanten (eben Biophotonen) hauptsächlich im sichtbaren und ultravioletten Bereich Informationen austauschen.

Im berühmt gewordenen Kasnatschejew-Experiment (vgl. Bischof 2005) fand man beispielsweise, dass eine mit Viren infizierte Zellkultur in einem Glasgefäß Informationen an eine zweite Zellkultur in einem zweiten, streng getrennten Gefäß weitergab, so dass die zweite Zellkultur genau dieselben Infektionszeichen aufwies wie die erste, infizierte Kultur – was die klassische Infektionslehre in Frage stellt: Ist der Erreger (hier das Virus) der Krankmacher oder bringt krankes Gewebe erregerähnliche Strukturen hervor? Dieses Thema wird uns später noch beschäftigen.

Doch zurück zu den Biophotonen. Zahlreiche Phänomene der Informationsübertragung im lebenden Organismus sind durch die bekannten »Nachrichtensysteme« (Nervenleitung, chemische Botenstoffe im Blut) nicht zu erklären, da sie viel zu langsam sind. Die Biophotonenstrahlung ist mit hoher Wahrscheinlichkeit dieses »missing link«, also die bisher nicht entdeckte Art der Informationsübertragung zwischen lebenden Geweben. Das Charakteristische an ihr ist, dass sie »kohärent« ist, vereinfacht ausgedrückt: laserartig. Laserstrahlen sind zur Informationsübermittlung in der Nachrichtentechnik längst bekannt und arbeiten mit Lichtgeschwindigkeit.

Biophotonen sind es auch, die den komplizierten Prozess der Zellteilung in genau aufeinander abgestimmten Phasen steuern. Erst in den letzten Jahren ist es gelungen, Biophotonenstrahlung zu fotografieren, da zuvor keine ausreichend empfindlichen Kameras verfügbar waren.

Aber woher kommen diese Biophotonen? Neuere Untersuchungen sowie modelltheoretische Überlegungen legen die Vermutung nahe, dass hier die DNS (Desoxyribonukleinsäure) eine entscheidende Rolle spielt. Wahrscheinlich bildet gerade dieser Erbinformationsträger durch seine spezielle spiralige Anordnung in den Chromosomen (Quartärstruktur) eine ideale »Antenne«, um die kohärente elektromagnetische Strahlung in diesem Frequenzbereich zu senden und zu empfangen. So vermutet man heute, dass mit Hilfe von Biophotonen jede Zelle mit jeder anderen zu jeder Zeit Informationen austauscht, und wahrscheinlich auch jedes Lebewesen mit jedem anderen. Hierin liegt wohl der Grund für die Wirksamkeit der Quantenheilung.

Fassen wir abschließend noch einmal zusammen:

★ Die herkömmliche Medizin hat in weiten Bereichen die Entwicklung der modernen Physik »verschlafen«.

★ Die Schulmedizin ist kaum bereit, über ihren eigenen Tellerrand hinauszuschauen.

★ Auch im schulmedizinischen Alltag ist nicht alles wissenschaftlich fundiert.

★ Zahlreiche tagtäglich zu beobachtende und zu messende Phänomene werden von der Schulmedizin ignoriert.

★ Die moderne Physik bietet vielfache Erklärungsmöglichkeiten für bisher »Unerklärliches«.

★ Methoden der Naturheilkunde und spirituellen Medizin wie Handauflegen, Fernheilung, Akupunktur, Homöopathie, Singen, Beten, Farbtherapie, Kinesiologie, Lachen, Aurasehen, Kirlianfotografie, Vegatest, Bearbeiten der Ahnenenergie und vieles mehr sind offensichtlich nicht »Humbug«, sondern ernstzunehmende, gut untersuchte, physikalisch erklärbare wirksame und gleichzeitig nebenwirkungsarme Methoden.

★ Die beschriebenen Erkenntnisse stellen eine Medizin, die sich als ganzheitlich versteht, auf eine neue Grundlage.

★ Methoden und Denkweisen, besonders in den vier nicht-stofflichen Dimensionen, sind vereinbar mit den Erkenntnissen der modernen Physik und schweben nicht mehr im »unwissenschaftlichen Raum«.

Ganzheitliche Medizin mit energetischen, intuitiven, transzendenten, mentalen und stofflichen Elementen führt also zahlreiche Methoden aller Ebenen zusammen, die die Genesung voranbringen. Die entscheidenden Voraussetzungen dafür sind die Bereitschaft des Betroffenen, den Heilungsweg zu gehen, sowie die Integrität und gute Absicht des Begleiters.

Heilen nach den fünf Dimensionen

Mein zweijähriger Aufenthalt in Afrika in den 1970er Jahren war eine Zeit, die mich stark geprägt hat. Während dieser Zeit konnte ich erleben, dass vieles in anderen Kulturen anders erlebt, gehandhabt, geglaubt und umgesetzt wird als in Deutschland. Mit einer viel größeren Selbstverständlichkeit wurden dort »übersinnliche« Dinge akzeptiert, nicht nur in der Medizin.

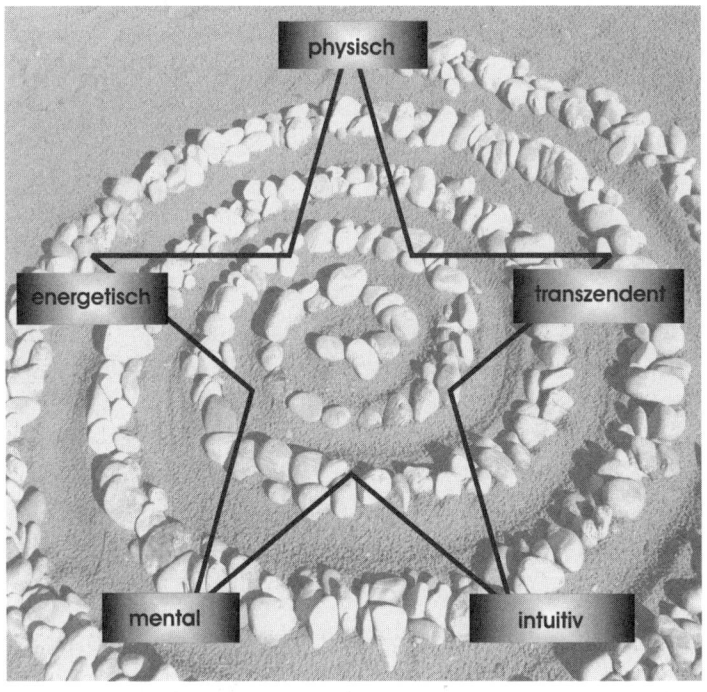

Die fünf Dimensionen der Quantenheilung

So begann ich nach der Rückkehr das Medizinstudium und versuchte von Anfang an, mich mit Naturheilverfahren und anderen ganzheitlichen Methoden (meist außerhalb der Universität) zu befassen. In Afrika war ich also nicht nur Entwicklungshelfer, sondern auch mir wurde in meiner Entwicklung geholfen!

Es gibt eine schier endlose Anzahl unterschiedlicher Diagnose- und Behandlungsmethoden. Deshalb ist es für das Verständnis wichtig, diese Methoden in gewisse Bereiche einzuteilen. Hierbei hat sich eine fünfteilige Systematik bewährt, die sich in langjähriger Behandlungs- und Unterrichtspraxis herauskristallisiert hat. Ich nenne diese Einteilung »die fünf Dimensionen der Quantenheilung«.

Diese fünf Ebenen sind, wie eingangs bereits erwähnt, absolut gleichberechtigt und für umfassendes Gesundsein gleich wichtig. Deshalb ist auch die Reihenfolge, in der ich die einzelnen Dimensionen im Folgenden erklären werde, keineswegs im Sinne einer Rangordnung zu verstehen.

Ich möchte bewusst mit drei nichtstofflichen Dimensionen beginnen, um deutlich zu machen, dass das Nichtstoffliche nichts ist, was »weit weg« von uns oder »irgendwo oben« anzusiedeln ist, sondern ein selbstverständlicher Bestandteil unseres Lebens.

Die Systematik der fünf Dimensionen ist grundlegend wichtig für eine ganzheitliche Medizin. Gleichzeitig können die fünf Dimensionen in der Praxis nicht klar voneinander getrennt werden. Die im Folgenden beschriebenen Methoden tragen immer Anteile mehrerer Dimensionen in sich, können aber schwerpunktmäßig einer Dimension zugeordnet werden. Die folgende Einteilung, die keinen Anspruch auf Vollständigkeit erhebt, mag als ungefähre Richtschnur dienen:

Mentale Dimension	Klopfakupunktur, Trauma-Arbeit, Glaubenssätze, Schuld, Vergebung, Gespräch (Willensstärkung), morphogenetisches Feld, Fernheilung
Intuitive Dimension	Familientherapie (Ahnen), Rückführungen, Schamanismus, Imagination, Träume, Intuition, Medialität, Farb- und Klangtherapie
Transzendente Dimension	Meditation, kreativer Selbstausdruck (Singen, Tanzen, Malen, Schreiben ...), Beten, Wunder, Selbstheilung
Stoffliche Dimension	Schulmedizin, Naturheilverfahren wie etwa Behandlung der Darmflora, Fasten, Ernährung, Entsäuern, Entgiften, Massagen usw. Operation, Einsatz von Arzneimitteln, Krankengymnastik usw.
Energetische Dimension	Behandlung von Elektrosmog, Radiästhesie, Aura, Beziehungsklärung, Vegatest, Akupunktur und Elektroakupunktur, Bioresonanz, Arbeit mit Emotionen, Neuraltherapie, Reflexzonentherapie

Eine ganzheitliche Weise des Behandelns und Heilens, die alle fünf Dimensionen einbezieht, ist immer auch eine spirituelle Medizin: Wir alle sind stets mit allen Dimensionen des Seins verbunden und insofern göttliche Wesen. Wo die fünf Dimensionen in Harmonie stehen, ist Heilung bzw. Gesundsein möglich.

Spiritualität ist nicht an eine bestimmte Konfession gebunden. Als Haltung ist sie bezogen auf eine transzendente Wahrheit oder höchste Wirklichkeit. Der Psychologe Rudolf Sponsel definiert Spiritualität als bewusste Beschäftigung mit Themen, die mit dem Sinn des Lebens und der Existenz in Zusammenhang stehen. Sie ist etwas anderes als Glaube oder Religion.

Meiner Frau und mir ist es in unserer Arbeit als Therapeutin und Arzt sowie in der Akademie Lebenskunst und Gesundheit sehr wichtig, den Glauben bzw. die Religion der uns anvertrauten Menschen, ihre Weltanschauung zu achten und zu würdigen. Gleichzeitig finden wir aber oft auch krank machende Fehlhaltungen, die durch ein allzu kritikloses Übernehmen von Werten, Regeln und Glaubenssätzen entstanden sind.

Tragfähiger für ein erfülltes Leben sind jedoch Haltungen und Überzeugungen, die sich aus eigenem Erleben und Erfahren, eigener Erkenntnis und im Austausch mit anderen Menschen entwickeln konnten.

Menschen mit einer spirituellen Grundhaltung gehen davon aus, dass die Realität mehr ist als das, was wir mit unseren Sinnen erfassen können. Das setzt die Bereitschaft voraus, nicht Beobachtbares oder Beweisbares dennoch für real oder zumindest für möglich zu halten.

Was brauche ich, was tut mir gut?
Gesundheit hat mit Bedürfnissen zu tun

Zahlreiche gesundheitliche Beeinträchtigungen entstehen auf dem Boden von unerfüllten Bedürfnissen. Wer etwa einen künstlerischen Beruf wählen wollte, von den Eltern oder durch äußere Umstände dann aber in einen vollkommen »sachlichen« Beruf gelenkt wurde, darf sich nicht wundern, wenn der Körper sich lange und intensiv gegen diese Entscheidung wehrt. Wenn es gelingt, die unerfüllt gebliebenen Wünsche und Sehnsüchte hinter der Erkrankung zu erkennen, eröffnen sich Möglichkeiten der Behandlung in der dem jeweiligen Bedürfnis zuzuordnenden Dimension. Im Folgenden eine Auflistung zentraler Bedürfnisse (wiederum ohne Anspruch auf Vollständigkeit).

Bedürfnisse in der mentalen Dimension:

* Lernen, Entwicklung, Wachstum
* Identität (Identifikationen/Dis-Identifikationen)
* Wahrhaftigkeit
* Religion/Weltanschauung/Glaube
* Sicherheit
* Wille, Ziel, Weitblick
* Verlässlichkeit, Klarheit
* Handlungsfähigkeit

Bedürfnisse in der intuitiven Dimension:

* archaisches Wissen (Archetypen)
* kulturelles Bewusstsein
* Seelenheil (Integration aller Seelenanteile)

* Kontakt zu den Vorfahren und Verstorbenen
* Träume und Visionen und deren Verwirklichung
* Ahnungen, Prophezeiungen
* Hellsehen, -hören, -fühlen

Bedürfnisse in der transzendenten Dimension:

* Urvertrauen
* Kreativität, authentischer Selbstausdruck
* Sinnhaftigkeit
* (göttliche) Freude
* Erleuchtung, Wunder
* kosmische, universelle Verbundenheit
* inneres Wissen

Bedürfnisse in der stofflichen Dimension:

* körperliches Wohlempfinden, Lust
* Nahrung, Bewegung, Wohnung, Kleidung
* gesunder Schlaf-Wach-Rhythmus
* materielle Sicherheit, Geld
* Sexualität, Fortpflanzung
* sinnliche Erfahrungen

Bedürfnisse in der energetischen Dimension:

* das Empfinden von Schmerz, Wut, Freude, Liebe, Trauer, angespannt sein, entspannt sein, Kälte, Wärme, Mitgefühl, bedingungslose Liebe, Verbundenheit, Frieden, Geborgenheit, Vertrauen, Dankbarkeit
* Bindungsfähigkeit, Selbstliebe und Nächstenliebe
* Freundschaft

Ihr persönliches Dimensionen-Profil

Natürlich sind bei Ihnen wie bei mir und allen anderen Menschen nicht alle Bedürfnisse des Lebens gleichermaßen erfüllt. Wir haben Bereiche, in denen wir »satt« sind, aber auch solche, in denen wir einen Mangel spüren. Für eine umfassende Gesundheit ist es jedoch wichtig, in allen Bereichen »genährt« und »gesättigt« zu sein.

Um herauszufinden, wo und wie Sie selbst Ihre Gesundheit weiter voranbringen können, kann es hilfreich sein, wenn Sie sich Ihren persönlichen Bedürfnis-»Stern« oder -»Kuchen« auf ein Blatt Papier zeichnen, und zwar ähnlich wie in untenstehender Abbildung, also so, dass die einzelnen Zacken oder Kuchenstücke nicht gleich groß sind, sondern entsprechend dem Anteil, zu dem die einzelnen Dimensionen in Ihrem Lebensalltag repräsentiert sind. Das könnte dann zum Beispiel aussehen wie in der Abbildung auf Seite 54.

Ihr persönlicher Bedürfnis-Stern führt Ihnen dann unmittelbar vor Augen, in welchen Dimensionen Sie sich »zu Hause« fühlen und wo Sie »unterentwickelt« sind. Das Ziel besteht darin, nach und nach zu einem ausgewogeneren Stern zu kommen, indem die vernachlässigten, verkümmerten und ausgegrenzten Anteile in Ihrem Leben gefördert, herausgearbeitet und geschult werden.

Der abgebildete Stern (S. 54) könnte beispielsweise zu einem »typischen Mann« gehören, der sich in der stofflichen Welt (Geld, Zahlen, Maschinen, Computer etc.) sehr gut auskennt und seine Fähigkeiten auch gut einzusetzen weiß. Auch ist er geübt darin, kognitiv-rational, also »vom Kopf her«, an die Dinge heranzugehen. Entsprechend ausgeprägt ist bei seinem Stern der Zacken, der für den menta-

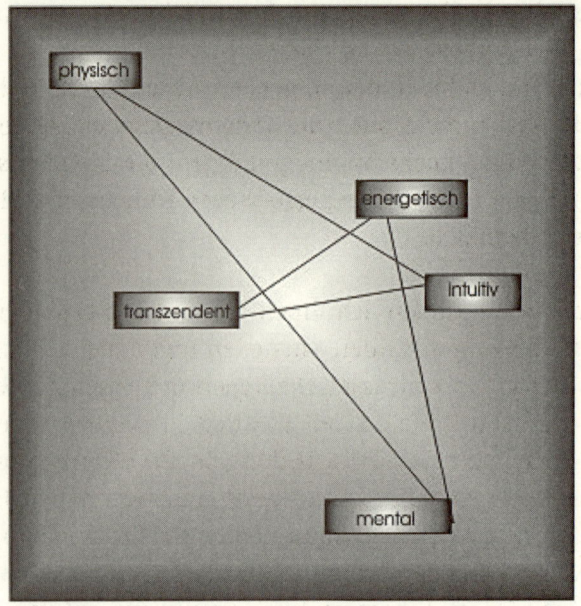

Der individuelle Bedürfnis-Stern

len Bereich steht. Was dem betreffenden Mann fast völlig fehlt, ist der Zugang zu seinen Gefühlen. Er weint nie, hat wenige tiefe Beziehungen (energetische Dimension), seiner Intuition folgt er praktisch nie, und von »übersinnlichen« Wahrnehmungen hält er gar nichts (intuitive Dimension), er ist wenig kreativ, und Wunder hält er für unmöglich (transzendente Dimension).

Wird dieser Mensch krank, so macht es durchaus Sinn, zunächst auf der stofflichen und mentalen Ebene mit der Behandlung zu beginnen, denn damit kann er »etwas anfangen«. Danach sollte aber unbedingt das Augenmerk auf die »verkümmerten« Bereiche gelenkt werden, weil dort oft die entscheidenden Heilhindernisse liegen.

Vielleicht ist Ihnen auch noch gar nicht bewusst, wo Ihre stark bzw. schwach entwickelten Bereiche zu finden sind. Deshalb finden Sie in den folgenden Abschnitten, in denen Sie die fünf Dimensionen des Heilens genauer kennenlernen, zu jeder Dimension einige Fragen, die Sie sich selbst stellen können, um Ihrem persönlichen Dimensionen-Profil näher zu kommen.

Im Folgenden möchte ich Ihnen die fünf Dimensionen der Quantenheilung detailliert vorstellen und dabei zeigen, wo und wie das schulmedizinische Repertoire erweitert werden kann und soll. Einen guten Einstieg in die Selbstanwendung bietet die CD »Selbstheilung in fünf Dimensionen«, die bei der Akademie Lebenskunst und Gesundheit (siehe Anhang) bestellt werden kann. Neben der Beschreibung der einzelnen Methoden werde ich dort, wo es sich anbietet, auch die wissenschaftlichen Fakten anführen, auf denen die jeweilige Methode basiert. Darüber hinaus sollen Anwendungsbeispiele aus meiner täglichen Praxis die Methoden anschaulich machen.

Die Auswahl der beschriebenen Methoden erhebt nicht den Anspruch, vollständig zu sein. Vielmehr haben sich im Laufe vieler Berufsjahre Schwerpunkte in meiner Arbeit herausgebildet – Methoden, die zu mir »passen«, sich bewährt haben, einigermaßen einfach anzuwenden sind, außerdem bezahlbar und wissenschaftlich nachvollziehbar sind. Die Reihenfolge, in der die Dimensionen vorgestellt werden, ist nicht mit einer Rangfolge gleichzusetzen. Alle fünf Dimensionen sind gleich wichtig.

Die Kraft der Gedanken: die mentale Dimension

Die folgenden Fragen können Ihnen dabei helfen einzuschätzen, in welchem Maße die mentale Dimension in Ihrem
Leben Raum findet und wo eventuell unerfüllte Bedürfnisse
liegen:

* ⋆ Kann ich gut verzeihen?
* ⋆ Rede und denke ich meist ohne Bewertung/Verurtei-
  lung/Kritik?
* ⋆ Fällt mir logisches Denken leicht?
* ⋆ Bin ich bereit, alte Verletzungen/Traumatisierungen zu
  bearbeiten?
* ⋆ Kann ich gut zuhören?

Die mentale Dimension umfasst diejenigen Diagnose- und
Therapieansätze, bei denen die Kraft der Gedanken eine
entscheidende Rolle spielt. In erster Linie ist das Gespräch
ein Zugang zur Gedankenwelt. Gedanken können oft nahezu unüberwindliche Heilhindernisse sein. So sind zum
Beispiel Schuldgefühle eigentlich keine Gefühle im strengen Sinn, sondern Gedanken. Sogenannte Glaubenssätze
(»Man muss ...«, »Man darf nicht ...«, »Ich bin doch nur ...«),
oft durch eine Traumatisierung entstanden, behindern die
Heilung.

Umgekehrt ist durch die Kraft der Gedanken aber auch
Gesundung, ja sogar Fernheilung möglich. Klopfakupunktur oder das Arbeiten mit Affirmationen sind zum Beispiel
Techniken, die geeignet sind, um von hinderlichen Gedanken frei zu werden. Die im Folgenden beschriebenen Methoden drehen sich demnach hauptsächlich um die Kraft
der Gedanken.

Ohne sie geht es nicht: Kommunikation

Ein ganz wesentliches Element der mentalen Dimension ist die Kommunikation. Kommunikation kann über das Wort (verbale Kommunikation) oder über andere Kanäle wie Mimik, Gestik, Gerüche, Berührungen usw. erfolgen (nonverbale Kommunikation). Viele gesundheitliche Beschwerden haben etwas zu tun mit gestörter oder unterdrückter Kommunikation.

Das können alle möglichen Beschwerden oder Krankheiten sein. Oft sind es sogenannte funktionelle Störungen, also etwa Verdauungsstörungen, Kopfschmerzen, Tinnitus, Allergien oder Weichteilschmerzen. Häufig werden belastende Details aus der Vergangenheit verdrängt und plagen bis in die Gegenwart.

Auch die Qualität unserer aktuellen Beziehungen zu unseren Mitmenschen ist stark von gelingender Kommunikation abhängig; »Missverständnisse« führen zu Unverständnis und Konflikten. Aber wie funktioniert eine heilsame Kommunikation? Sie muss in erster Linie friedvoll sein, also ohne Vorwürfe, Kritik und Du-Botschaften. Darüber hinaus muss sie symmetrisch sein, das heißt, beide Gesprächspartner sind zum Reden und Zuhören bereit.

Zwei therapeutische Methoden für einen strukturierten Dialog, die sich in der Heilarbeit sehr bewährt haben, möchte ich besonders hervorheben und beschreiben:

Zuerst die klientenzentrierte Gesprächsführung nach Carl Rogers. Dies ist eine nicht-direktive, urteilsfreie Gesprächsführung, die es dem Patienten ermöglicht, im Gespräch ohne Angst und Scham über sich selbst zu berichten und nachzudenken. Die Kunst des Therapeuten besteht darin, in den nonverbalen Aussagen – wie Körpersignalen, Aura und Wortwahl – die nicht erfüllten Bedürfnisse, Sehnsüchte, Defizite, verdrängten Gefühle und traumatischen Erfahrungen, aber auch das volle Potenzial seines Gesprächspartners zu erkennen und ihm so zu vermitteln, dass er verstanden wird.

Mit Hilfe dieser Gesprächstechnik lässt sich aufspüren, in welcher Dimension die Störung entstanden ist, damit sie auch dort behandelt und gewandelt werden kann. Je mehr Türen zu allen fünf Dimensionen der Therapeut in sich geöffnet hat, umso mehr kann er diese auch im Patienten öffnen. Ziel ist es, »Kongruenz« zu erreichen. Nach Carl Rogers ist der »kongruente Menschen« derjenige, dessen Einstellungen zum Leben mit dem Reden und Handeln übereinstimmen.

Eine zweite bewährte Methode der Kommunikation ist die gewaltfreie Kommunikation nach Marshall Rosenberg. Diese Art des Miteinander-Sprechens ist nicht nur auf das therapeutische Gespräch bezogen, sondern in allen Lebenslagen anwendbar. Kommunikation misslingt oft deshalb, weil in den Worten versteckte oder offene aggressive Inhalte und Abwertungen vermittelt werden, wodurch der Gesprächspartner in die Enge getrieben wird und nicht mehr konstruktiv reagieren kann.

Schauen wir uns einmal Beispiele für Gesprächsinhalte an, die einer heilsamen Kommunikation nicht dienlich sind:

★ Ratschläge wie »Ich finde, du solltest ...«,
★ »noch einen draufsetzen«, beispielsweise durch »Das ist noch gar nichts ...«,
★ Belehren, Verbessern, Verurteilen,

* Trösten bzw. Verharmlosen (»Das ist doch nicht so schlimm«), Bemitleiden,
* Unterbrechen, Fordern,
* Verhören,
* Rechtfertigen (»Ich hätte ja angerufen, aber ...«),
* Vorwürfe.

Die unachtsame, gewaltsame Kommunikation analysiert, kritisiert, interpretiert, bewertet, droht usw., anstatt zugewandt auf den Gesprächspartner einzugehen und in nichtwertender Weise die eigenen Bedürfnisse zu äußern. Ein gelingendes Gespräch im Sinne der gewaltfreien Kommunikation beinhaltet

* Offenheit, Transparenz,
* Authentizität,
* Empathie (Einfühlungsvermögen) für den anderen und für sich selbst,
* Wahrhaftigkeit,
* Akzeptanz,
* Urteilsfreiheit: Wahrnehmen, ohne zu bewerten,
* Verantwortung,
* Präsenz auf allen Ebenen,
* Mitgefühl (nicht Mitleid!).

Wichtig ist auch, dass beim Sprechen über Gefühle auch tatsächlich Gefühle (wie Wut, Trauer, Freude ...) benannt werden und nicht schon Interpretationen von Gefühlen, sogenannte reaktive Gefühle. Beispiele für reaktive Gefühle sind Aussagen wie etwa: »Ich fühle mich angegriffen, ausgebeutet, unverstanden, bedroht, benutzt, eingeengt, bevormundet, hintergangen, missbraucht, in die Enge getrieben ...«

Wenn Schuldgefühle innerlich blockieren

Der Begriff der Schuld spielt in vielen Kulturen, Religionen und Glaubenslehren eine Rolle. Er gründet sich letztlich auf die Einteilung in »gut« und »böse«, die wir nur allzu gern vornehmen, um besser dazustehen als andere.

Wie der Philosoph Michael Schmidt-Salomon in seinem lesenswerten Buch »Jenseits von Gut und Böse« feststellt, sind diese Begriffe aber rein theoretischer Natur und einer wissenschaftlichen Objektivierung nicht zugänglich. Unsere Welt sähe wahrscheinlich ohne diese beiden Kategorien wesentlich friedlicher aus.

Der Begriff der Schuld wird auch oft als Druckmittel verwendet. Beim Abweichen von den vorgegebenen Regeln soll der Mensch sich schuldig (d.h. schlecht) fühlen. Diese Schuld trägt er dann mit sich, möglicherweise bis über den Tod hinaus (Fegefeuer, Hölle, Jüngstes Gericht, schlechtes Karma ...). Die Schuld soll dem Menschen aber auch dadurch wieder genommen werden können, dass er bestimmte Leistungen erbringt (in den Religionen etwa durch Beten, Pilgern, die Beichte oder das Erbringen von Opfern).

Schuldgefühle können jedoch ein bedeutender krank machender Faktor sein. Depressionen, hoher Blutdruck und vieles mehr bis hin zur Selbstzerstörung entstehen oft auf dem Boden von Schuldgefühlen und werden dann unter Umständen auch noch als »gerechte Strafe« für vorausgegangenes Fehlverhalten empfunden: »Erst wenn es mir richtig schlechtgeht, geht es mir besser.« Dass hier ein eklatanter Widerspruch vorliegt, der einer Heilung im Wege steht, ist offensichtlich. In der ganzheitlichen, auch spirituell orientierten Medizin wird deshalb versucht, nach Möglichkeit ohne den Begriff »Schuld« auszukommen. Stattdessen sprechen wir von Verantwortung und Gewissen (innerem Wissen).

Eine liebevolle Gottheit oder höhere Macht – wie auch immer wir sie uns vorstellen – beschuldigt nicht. Vergebung, besser: Versöhnung muss deshalb in erster Linie zwischen den Menschen stattfinden, die von einer verletzenden oder sonstwie schmerzhaften Situation betroffen sind. Dies kann zwischen tatsächlich anwesenden Menschen geschehen, aber auch in Form von Ritualen, die Menschen einbeziehen, die nicht anwesend, ja vielleicht nicht einmal mehr am Leben sind.

Schuldgefühle können nur so lange wirksam bleiben, wie eine Versöhnung nicht stattgefunden hat. Falls mit einer anderen Person, die mich beschuldigt (hat), keine Versöhnung möglich ist, aus welchem Grund auch immer, gibt es dennoch die Möglichkeit, mit mir selbst wieder ins Reine zu kommen.

Täter – Retter – Opfer:
Wie man dem »Bermuda-Dreieck« entkommt

Dass ein Mensch, dem nicht verziehen wird und der sich deshalb immer weiter schuldig fühlen muss, eine Schwächung seiner Gesundheit erleidet, ist unmittelbar nachvollziehbar. Überraschender dürfte sein, dass auch derjenige, der nachtragend ist und anderen Vorwürfe macht, also gewissermaßen das »Opfer«, sich selbst und seiner Gesundheit schadet.

Wer andere einer Verfehlung beschuldigt, wird in gewisser Hinsicht selbst zum »Täter«. Dies möchte ich das »Gesetz der Resonanz« nennen: Das, was ich aussende, erhalte ich auch zurück. Was ich säe, ernte ich. Wenn ich mich als »Opfer« fühle, bin ich gleichzeitig auch »Täter« und bewirke, dass der »Täter« sich schuldig fühlt. Wenn ich mich als »Täter« fühle, bin ich gleichzeitig auch »Opfer«, denn meist leidet auch der Täter erheblich unter der Situation und hat aus Not gehandelt.

Es dient demnach unserer Gesundheit ganz enorm, wenn wir anderen Menschen mit Toleranz, Liebe, dem Willen zur Versöhnung und Vertrauen begegnen. Deshalb ist die geistig-seelische Arbeit in einer erweiterten, spirituell-kreativen Medizin so ungeheuer wichtig.

Jeder von uns trägt Erfahrungen in sich, die er anderen nachträgt und noch nicht verziehen hat. Vergeben können wir erst dann, wenn wir uns selbst unsere »Fehler« verzeihen können, und erst dann wird uns verziehen werden. Wie immer müssen wir den ersten Schritt tun. Zu warten, bis der andere anfängt, bringt uns nicht weiter, da der andere es meist genauso macht.

Im Teufelskreis zwischen Täter und Opfer gibt es oft noch eine dritte Person: den »Retter«. Der Retter versucht ständig zu vermitteln und dem Opfer zu helfen. Dabei handelt er aber oft nicht aus Mitgefühl, sondern möchte selbst »gut dastehen«. Damit läuft er Gefahr, seinerseits zum Täter wie auch zum Opfer zu werden.

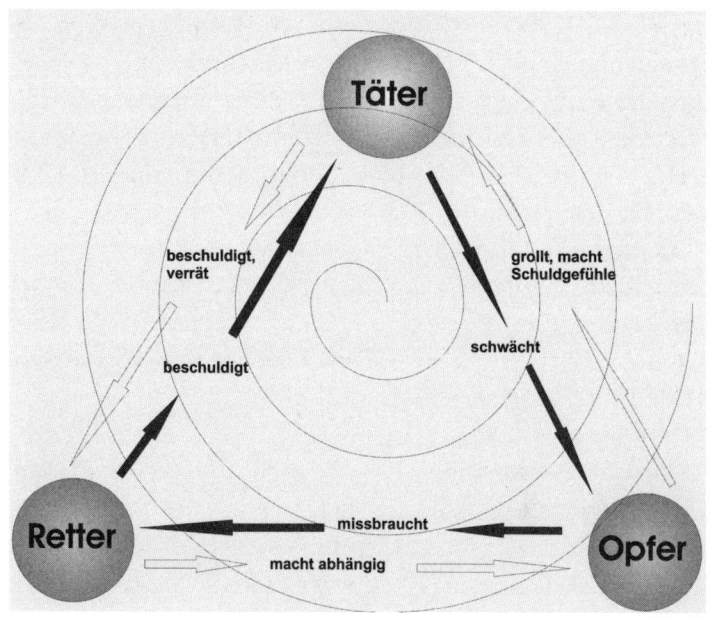

Das »Bermuda-Dreieck«

Auch der »Retter« kann dazu beitragen, aus dem unseligen »Bermuda-Dreieck« Täter – Retter – Opfer zu entkommen, indem er authentisch bleibt, dem Täter vergibt und aus echter Liebe und Mitgefühl handelt anstatt aus eigenen unerfüllt gebliebenen Bedürfnissen heraus. Wenn es gelingt, das Bermuda-Dreieck hinter sich zu lassen, wandeln sich die drei beteiligten Rollen und heißen dann: Gönner, Beschenkter und Überbringer. Das heilsame »Gesundheits«-Dreieck sieht dann so aus:

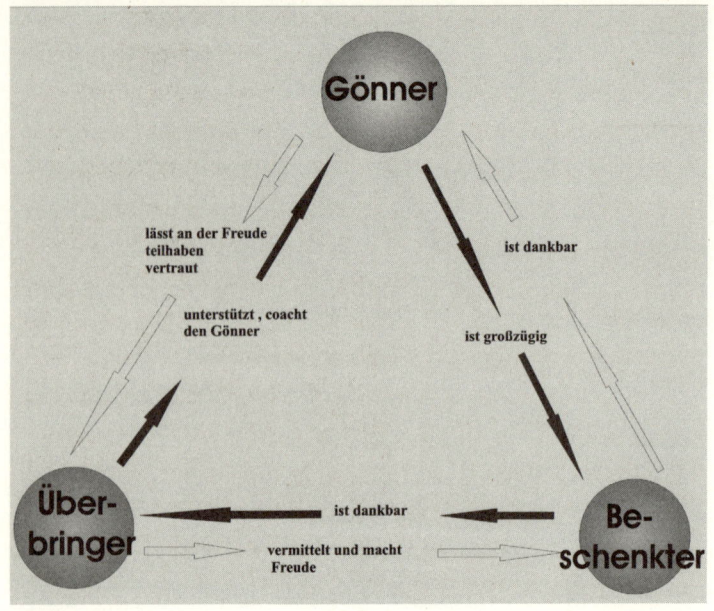

Das umgekehrte Bermuda-(»Adumreb«-)Dreieck

Die Interaktionen zwischen allen beteiligten Personen sind jetzt wohlwollend, heilsam und achtsam. Es gibt keinen Täter mehr, niemand muss sich als Opfer fühlen oder als Retter aufspielen. Somit entstehen auch keine unseligen Abhängigkeiten mehr, die zu weiteren Verstrickungen führen.

Wichtig für die Auflösung des Bermuda-Dreiecks ist, wie so oft, dass wir nicht warten, bis ein anderer anfängt, die unseligen Verflechtungen zu beenden, sondern selbst den ersten Schritt tun. Bei den anderen beteiligten Personen wird sich dann quasi ganz von alleine ebenfalls eine Änderung einstellen.

Wir sehen nur, was wir glauben: Wie Glaubenssätze unser Leben prägen

In der mentalen Dimension spielen die sogenannten Glaubenssätze eine entscheidende Rolle. Glaubenssätze sind gelernte, meist in Zusammenhang mit negativen Erfahrungen eingeprägte Haltungen, die unser Denken und Handeln bestimmen, auch wenn die unangenehme, kränkende Situation längst vorbei ist. Oft kann Heilung nicht stattfinden, weil blockierende Glaubenssätze ihr im Wege stehen.

Glaubenssätze bestimmen unser ganzes Leben. Sie beeinflussen jede einzelne unserer Entscheidungen, und sei es nur beim Einkaufen im Lebensmittelmarkt. Sie entscheiden auch darüber, in welche Lebensbereiche wir unsere Energie einbringen und wo wir uns eher heraushalten. Sie haben einen Einfluss auf unsere Beziehungen, auf die Auswahl der Menschen, auf die wir uns näher einlassen. Und sie entscheiden ganz wesentlich, wie gesund oder krank wir sind.

Glaubenssätze sind allgegenwärtig, privat oder im Beruf, bei der Kindererziehung, in der Partnerbeziehung, bei unserer Lebensplanung, beim Unterschreiben von Versicherungsverträgen genauso wie bei der Auswahl des Fernsehprogramms oder der Farbe der Kleidung.

Welche Glaubenssätze unser Leben bestimmen, ist uns oft zunächst gar nicht bewusst. Denn Glaubenssätze prägen sich meist unbewusst ein. Manche haben wir von den Eltern unkritisch übernommen, andere haben wir uns aufgrund eigener Erfahrungen selbst zurechtgelegt. Die meisten Glaubenssätze aber sind durch traumatische Erfahrungen entstanden und sind uns nicht einmal bewusst, sondern wirken im Verborgenen. Ursprünglich dienen sie dem Zweck, eine Wiederholung der traumatisierenden Situation zu vermeiden. Leider bleiben sie uns auch dann, wenn wir über unsere Verletzung längst hinausgewachsen sind, und blockieren uns innerlich. Die durch sie bedingten Gesundheitsstörungen können nicht wirklich geheilt werden, solange die dahinterliegenden Glaubenssätze nicht erkannt und aufgelöst sind. Ein wichtiger Teil der Arbeit in der ganzheitlichen Medizin der fünf Dimensionen besteht daher darin, zusammen mit dem Klienten dessen blockierende Glaubenssätze zu erkennen und aufzulösen.

Auch unsere Wahrnehmung hängt sehr stark von unseren Glaubenssätzen ab. Je nachdem, worauf wir unser Augenmerk legen, nehmen wir von einer Situation sehr unterschiedliche Aspekte wahr. Ein bekanntes Beispiel sind die beliebten Vexierbilder, in denen jeweils zwei Bilder enthalten sind, wir aber meist nur eines davon sehen, weil unsere Wahrnehmung durch unsere Erwartungshaltung oder Vorprägung stark eingeschränkt ist.

Je nachdem, worauf wir unsere Aufmerksamkeit richten und welche Vorerfahrung wir haben, sehen wir in der nebenstehenden Zeichnung entweder eine alte oder eine junge Frau.

Viele unserer Glaubenssätze konstruieren eine Art ursächlichen Zusammenhang zwischen zwei Aspekten. So suggeriert uns zum Beispiel der Satz: »Barfuß laufen führt zu Blasenentzündung«, dass eine Krankheit (Blasenentzündung) die unvermeidbare Folge des Barfußlaufens sei. Man kann in diese Aussage aber auch hineinlesen, dass die Blasenentzündung die Strafe für (leichtsinniges) Barfußlaufen sei.

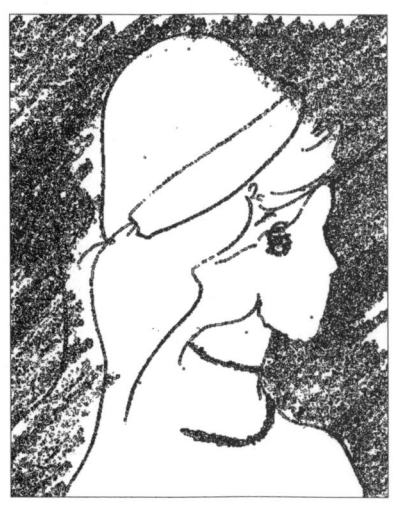

Vexierbild

Viele Kulturen und Religionen enthalten zahlreiche Glaubenssätze, die nach dem Muster »Wenn du nicht ..., dann passiert ...« gestrickt sind. Solche Glaubenssätze erzeugen Angst. Angstmache dieser Art ist jedoch eine der unfairsten und gewalttätigsten Arten, andere Menschen zu beeinflussen. Auch in vielen politischen Systemen wird versucht, auf diese Art und Weise Druck zu erzeugen und Macht über die Menschen zu gewinnen. Zahlreiche leider immer noch praktizierte Erziehungsmethoden basieren ebenfalls auf diesem Prinzip.

Anderen Angst zu machen ist ein probates Machtinstrument. Und Angst macht bekanntlich krank. Wie viele Millionen Menschen leiden beispielsweise unter Funktionsstörungen und Erkrankungen der Sexualorgane, nur weil sie heute noch glauben, Sex sei etwas Unanständiges, Unmoralisches, den Verheirateten Vorbehaltenes, sei Sünde oder aber nur bei Erbringung von Höchstleistung erfüllend.

Darüber hinaus macht Angst aggressiv. Um seine Angst zu bewältigen, ist der Mensch zu jeder noch so grausamen oder schrecklichen Tat in der Lage. Selbst harmlose, friedliche Tiere verhalten sich, wenn sie in die Enge getrieben und bedroht werden, aggressiv und unberechenbar. Vieles von der zunächst so unerklärlich scheinenden Kriegs- und Gewaltbereitschaft der Menschheit findet hier seine Erklärung.

Angst erzeugende, blockierende Glaubenssätze sollten unbedingt aufgedeckt werden, denn andernfalls sind eine Heilung der genannten Störungen und ein friedliches Miteinander nicht möglich.

Es ist ein ebenso offensichtliches wie nachvollziehbares menschliches Bedürfnis, für jedes Ereignis eine Ursache zu erkennen und zu benennen. Problematisch wird es, wenn Ursächlichkeiten »zusammenkonstruiert« werden, die nicht dem Leben dienen, sondern Druck erzeugen. Glaubenssätze, vor allem die blockierenden, bestehen meist aus

* Pauschalisierungen (»Alle Polen/Beamten/Frauen sind ...«),
* Verurteilungen (»Die Linken bedrohen die Freiheit«),
* Drohungen (»Masturbation führt zu ...«),
* übersteigerten Befürchtungen (»Ich würde sterben vor Angst, wenn ...«),
* unangemessener Scham (»Ich bin doch viel zu alt/blöd ..., um ...«),
* Schuldzuweisungen (»Weil meine Eltern sich scheiden ließen, ...«),
* Selbstabwertungen (»Das lerne ich nie ...«).

Regelrecht destruktive Glaubenssätze sind etwa:

* »Aus mir wird sowieso nie etwas!«
* »Dicke sind faul.«
* »Wer nicht Muslim (Katholik, Protestant ...) ist, ist gottlos und ›verloren‹.«

Glaubenssätze sind vielfach eng mit Schuldgefühlen verknüpft. Besonders im traditionellen Verständnis der Kirchenlehre ist immer wieder von Schuld (Sünde) die Rede, die der Mensch sich auflädt und von der er sich dann wieder befreien lassen muss. Anderenfalls sei seine Erlösung nach dem Tod in Gefahr.

Zwei Aspekte finden sich hier, die mit meinem Verständnis von transpersonaler Psychologie und Therapie nicht in Einklang stehen: Zum einen erscheint es problematisch, dass eine Institution bestimmt und darüber wacht, was »richtig« ist und was »falsch«. Zum Zweiten ist es aus meiner Sicht schwer erträglich, dass dieselbe Institution uns dann nach Belieben rehabilitieren und vom Schuldvorwurf befreien kann, wenn wir nur geloben, ab jetzt alle Regeln einzuhalten.

Worum es mir hier geht, wird in dem sehr sehenswerten Film »Wie im Himmel« auf den Punkt gebracht, nachdem die Pfarrersfrau ihren Mann mit Pornoheften erwischt hat. Als dieser meint, nun bei Gott um Vergebung seiner Schuld bitten zu müssen, entgegnet sie ihm: »Der wahre Gott vergibt keine Schuld! Er beschuldigt nämlich niemanden.«

Möglicherweise fühlen wir uns schuldig für etwas, was wir vielleicht gar nicht zu verantworten haben. Derartige Schuldgefühle werden oft auch aus der Kindheit ins Erwachsenenleben mitgenommen.

Eine Teilnehmerin unserer Ausbildung in energetischer und spiritueller Medizin schilderte, dass sie sich immer und für alles schuldig fühle und in ihrem Leben sehr viel Energie darauf verwende, dafür zu sorgen, dass alles »glatt« läuft. Es stellte sich heraus, dass sie immer noch unter Schuldgefühlen ihrem jüngeren Bruder gegenüber litt, da sie als Kind einmal nicht richtig auf ihn aufgepasst hatte und er dann verletzt im Krankenhaus landete.

Wie ich weiter unten im Abschnitt »Alles genetisch?« (Seite 84) noch genauer erklären werde, hat sich hier offensichtlich nicht nur für den Bruder, sondern auch für die Schwester ein Trauma ereignet, das zu einer langfristigen Veränderung der Gehirnstruktur geführt hat. Ohne »Auflösung« dieser Situation hat das Gehirn der Schwester folgerichtig alles, was auch nur entfernt gefährlich werden könnte, unter der Rubrik »Drama, Krankenhaus, Unfall, Versagen« verbucht.

Zur Auflösung dieses blockierten seelischen Konflikts sind mehrere Aspekte zu berücksichtigen. Zum einen lässt sich sicherlich recht einfach, zum Beispiel in einem Gespräch mit dem Bruder, klären, dass dieser seiner Schwester inzwischen nicht mehr wirklich böse ist für den lange zurückliegenden Vorfall. Das Verzeihen und das »Verziehenbekommen« spielen in dieser Situation eine wichtige Rolle.

Daneben gilt es zurechtzurücken, dass ein Kind nie für die Unversehrtheit seines Geschwisters verantwortlich gemacht werden kann. Dies war für das kleine Mädchen von vornherein eine Überforderung.

Diese pragmatisch-rational orientierte Herangehensweise an das Problem ist wichtig, reicht jedoch allein noch nicht aus. Die durch das Trauma bewirkte neuro-nale Veränderung im Gehirn ist damit noch nicht beseitigt. Tragischerweise ließ sich der Glaubenssatz »Wenn ich nicht aufpasse, passiert etwas« immer noch jederzeit abrufen. Die ständige Überforderung, die aus diesem Glaubenssatz resultiert, hatte bei unserer Teilnehmerin zu körperlichen Symptomen wie Schweißausbrüchen, Herzrasen und hohem Blutdruck geführt. Erst mit Hilfe der auf Seite 76f. beschriebenen Klopfakupunktur konnte sie sich dauerhaft Befreiung verschaffen. Der belastende Glaubenssatz konnte ersetzt werden durch verwandelte, befreiende Sätze:

★ *»Ich habe es gemacht, so gut ich konnte.«*
★ *»Meine Mitmenschen sind für sich selbst verantwortlich.«*
★ *»Ich sorge gut für mich, das reicht.«*
★ *»Ich bin okay und liebe mich. Ich werde geliebt, ohne dafür Leistung erbringen zu müssen.«*

Es ist nie zu spät für eine glückliche Vergangenheit: belastende Glaubenssätze in befreiende verwandeln

Erster Schritt: traumatische Erlebnisse erinnern

Welche traumatischen Erlebnisse können einen blockierenden Glaubenssatz hinterlassen? Die folgende Liste mag nur eine Idee davon geben, sie ist keineswegs vollständig:

★ Störungen während der Schwangerschaft (schlechte Beziehung der Mutter zum Vater; Alkohol-, Zigarettenkonsum während der Schwangerschaft; Armut; schlechte

Ernährung, Krankheiten; angelegter, aber verstorbener Zwilling; Gedanken der Eltern an Abtreibung), schwierige Geburt, zu frühes Abstillen, Geburt von Geschwistern, Verlust, Tod oder Krankheit eines oder beider Elternteile,

* erlittene Krankheiten oder Unfälle, Operationen, Diagnose einer schweren Erkrankung,
* schwierige Erlebnisse in Kindergarten oder Schule, Prüfungen,
* Umzug, Schulwechsel,
* Misserfolge, Versagen, Gängeleien oder Mobbing,
* Kämpfe, körperliche Bedrohungen, Gewalt, sexueller Missbrauch, auch im rituellen Kontext (Kulte, Schwarze Magie),
* Abtreibung, Kinderlosigkeit,
* enttäuschende Liebesbeziehungen oder Freundschaften,
* Kündigung, Arbeitslosigkeit.

Erfahrungsgemäß hat jeder Mensch im Laufe seines Lebens etwa fünf bis zehn solcher Erlebnisse, die langfristig nachwirken. Nicht alle oben aufgeführten potenziellen Traumatisierungen sind dabei gleich schwerwiegend. Hilfreich könnte sein, wenn Sie sich auf einem Blatt Papier einige eigene Erlebnisse dieser Art notieren. Im nächsten Schritt können Sie versuchen, diese Erlebnisse nach ihrer Bedeutsamkeit für Sie zu ordnen, um so die entscheidenden Traumatisierungen herauszufinden.

Zweiter Schritt: die mit dem Trauma verknüpften Glaubenssätze aufspüren

Der nächste Schritt der Arbeit an den Glaubenssätzen besteht darin, den hauptsächlich blockierenden Glaubenssatz herauszufinden, der durch die traumatische Situation entstanden ist. Hierzu mag die folgende Auflistung verbreitet anzutreffender Glaubenssätze hilfreich sein:

★ »Ich bin nicht liebenswert.«
★ »Ich bin schlecht.«
★ »Ich bin ein Versager.«
★ »Aus mir wird nie etwas.«
★ »Ich bin hilflos.«
★ »Ich bin nichts wert.«
★ »Niemand hilft mir.«
★ »Mit mir stimmt etwas nicht.«
★ »Ich bin dumm.«
★ »Ich bekomme sowieso nie das, was ich will.«
★ »Ich bin unwichtig.«
★ »Mein Leben hat keinen Sinn.«
★ »Ich habe die Krankheit verdient.«
★ »Ich bin mir selbst nicht geheuer.«
★ »Ich bin hässlich.«

Auch hier können Sie »Ihre« Glaubenssätze notieren und nach Wichtigkeit ordnen.

Dritter Schritt: den belastenden Glaubenssatz umwandeln

Ist erst einmal aufgespürt, welcher Glaubenssatz unser Leben vor allem belastet, steht das Tor zur Auflösung bereits weit offen. Wir haben erkannt, welcher blockierende Glaubenssatz heute noch unser Leben bestimmt, und wir haben herausgefunden, welches traumatisierende Ereignis ihn hervorgebracht hat. Jetzt geht es darum, diesen blockierenden Glaubenssatz in einen befreienden Glaubenssatz zu verwandeln und durch eine Aussage zu ersetzen, die hilfreich, befreiend und heilsam ist, so dass der alte Satz an Macht verliert.

Sehen wir uns die obige Liste von blockierenden Glaubenssätzen noch einmal an.

Positiv umformuliert werden sie zu den folgenden befreienden Glaubenssätzen:

* »Ich bin liebenswert, so wie ich bin.«
* »Ich bin ein herzensguter Mensch.«
* »Was ich wirklich will, erreiche ich auch.«
* »Ich habe schon viele kleine Schritte geschafft, weitere folgen.«
* »Ich kann mir selbst helfen.«
* »Allein meine Existenz macht mich wertvoll.«
* »Ich lasse Hilfe zu, und mir wird geholfen.«
* »Ich bin okay, auch mit meinen Macken.«
* »Ich bin clever genug, um mein Leben zu meistern.«
* »Ich bekomme genug von allem.«
* »Ich bin so wichtig, wie ich mich selbst nehme.«
* »Mein Leben hat einen Sinn.«
* »Ich habe verdient, gesund zu sein.«

* »Ich muss nicht alles an mir verstehen.«
* »Ich bin schön.«

Wie lautet Ihr wichtigster befreiender Glaubenssatz?

Vierter Schritt: dem befreienden Glaubenssatz Kraft geben

Den neuen, befreienden Glaubenssatz zu implementieren, also in unser Bewusstsein einzupflanzen und langfristig zu aktivieren, erfordert eine gewisse Arbeit. Mit einer einmaligen Erkenntnis ist es nämlich nicht getan. Zu fest sitzen die alten, blockierenden Glaubenssätze, als dass sie ohne weiteres das Feld räumen würden. Zur Verankerung von neuen, befreienden Haltungen ist erforderlich, dass wir die neue Formulierung unserem Gehirn wieder und wieder präsentieren.

Das Vertiefen der neuen Erkenntnisse und Einstellungen gelingt noch besser, wenn gleichzeitig mit dem laut ausgesprochenen neuen Glaubenssatz die Augen nach oben und unten bewegt werden. Man hat herausgefunden, dass durch gleichzeitiges Sprechen und Bewegen der Augäpfel eine viel tiefgreifendere Verinnerlichung des Gesprochenen erzielt werden kann als durch alleiniges Sprechen. Diese Technik heißt »Eye Movement Desensitization and Reprocessing« (EMDR). Einzelheiten hierzu finden Sie in der in der Literaturliste aufgeführten Anleitung (Diemer 2008).

Wesentlich verstärkt werden kann dieser Prozess des Verinnerlichens noch, wenn wir nicht nur das Lesen oder Sprechen dazu einsetzen, sondern dieses Gefühl auch in einem gemalten Bild zum Ausdruck bringen. Eine Teilnehmerin an unseren Kursen konnte sich so von ihrem alten Trauma

»Missbrauch« regelrecht frei malen, obwohl sie anfangs behauptet und geglaubt hatte, sie könne gar nicht malen. Klopfakupunktur und Therapien aus den anderen Dimensionen des Heilens haben ihr zusätzlich geholfen, die lang zurückliegende »Fehlprogrammierung« (»Alle wollen mich missbrauchen«) zu überwinden.

Mentale Blockaden lösen mit Klopfakupunktur

Mit Hilfe der Klopfakupunktur lassen sich positive Veränderungen in der mentalen Dimension erzielen. Ihre wesentlichen Charakteristika sind:

★ Sie ist einfach zu erlernen.
★ Eine Selbstbehandlung ist möglich.
★ Sie verbindet die mentale mit den anderen vier Dimensionen.
★ Krank machende Glaubenssätze und Einstellungen können erkannt und gewandelt, umgeschrieben und überwunden werden.
★ Sie verbindet Geist und Seele über die Meridiane (die Energiebahnen, die durch unseren Körper verlaufen) mit dem physischen Körper.

Ursprünglich vom Psychotherapeuten Callahan entwickelt und später von verschiedenen anderen Therapeuten weiter ausgearbeitet, stellt die Klopfakupunktur eine sehr gute Verbindung her zwischen der mentalen Dimension, in der die sogenannten krank machenden Glaubenssätze zu finden sind, und der energetischen Dimension als ursprünglichem Wirkungsfeld der Akupunktur.

Negative Glaubenssätze können viel besser »gelöscht«

und durch neue, positive Einstellungssätze ersetzt werden, wenn die neuen Sätze immer wieder laut ausgesprochen und dabei gleichzeitig mit den Fingern bestimmte Punkte auf den Akupunkturmeridianen beklopft werden. Idealerweise erlernt der Patient das Klopfen selbst und wird dadurch in die Lage versetzt, die gemeinsam mit dem Therapeuten herausgearbeiteten Themen selbst weiterzubehandeln.

Es ist immer wieder faszinierend zu sehen, wie mit Hilfe der Klopfakupunktur auch körperliche Symptome verschwinden können, sobald die zugehörigen Störungen in der mentalen Dimension erkannt und bearbeitet werden.

Der wissenschaftliche Hintergrund dieser Therapieform ist die Neurophysiologie. In der modernen Gehirnforschung konnte gezeigt werden, dass unser Gehirn keineswegs »fertig verdrahtet« ist wie ein Computer, sondern dass sich durch immer wiederkehrende Sinneseindrücke und durch Üben durchaus neue Verschaltungen, sogenannte Synapsen, bilden lassen.

Das Gehirn ist also nicht nur in seiner Funktion veränderbar, sondern auch in seiner Struktur. Diese noch vor dreißig Jahren undenkbare Tatsache hat mehrere Konsequenzen. Zum einen erscheint es vor dem Hintergrund unseres neuen Wissens besonders wichtig, genau zu überlegen, womit wir unsere Gehirne (und besonders die unserer Kinder) »füttern«. 100 Horrorfilme bewirken mit Sicherheit andere Verschaltungen in unseren Gehirnen als 100 Liebesfilme oder gar 100 liebevolle Begegnungen, um es einmal etwas platt zu formulieren.

Zum anderen wissen wir nun, dass es sich auf jeden Fall »lohnen« kann, Neuverschaltungen zu bewirken, wenn die bisher erfolgten Verschaltungen uns krank gemacht haben. Die alten, blockierenden Verschaltungen können Sie sich wie einen Trampelpfad in einer Wiese vorstellen, der eine nicht erwünschte Richtung nimmt. Ohne Ihre erhöhte Aufmerksamkeit würden Sie sich dennoch immer wieder auf diesem ausgetretenen Pfad wiederfinden. Neues Terrain zu erschließen würde nun erstens erfordern, dass der »alte« Pfad geschlossen wird, vielleicht mit einem Stoppschild oder einem anderen Hindernis. Jetzt kann ein neuer Weg beschritten werden. Allerdings sind viele wiederholte Anläufe nötig, bis der neue Pfad in der Wiese auch wirklich sichtbar und damit »selbstverständlich« wird und der alte Pfad zuwächst.

Das Bild macht deutlich, dass Sie diesen neuen Weg in erster Linie selbst gehen müssen. Ein Arzt oder Therapeut kann Ihnen dabei helfen, »Fehlprogrammierungen« aufzuspüren und auf dem neuen Weg die ersten Schritte zu tun. Die Kraft Ihrer Gedanken ist auf dem Weg der Heilung aber von entscheidender Bedeutung.

Gedanken können bekanntlich »Berge versetzen«, und die positive Imagination spielt in unserem Leben wahrscheinlich eine viel größere Rolle, als gemeinhin bekannt ist. Auch in der Medizin ist die Kraft der Gedanken mit Sicherheit ein erstrangiger Heilfaktor und manchmal ebenso wichtig oder noch viel wichtiger als alle Bemühungen des Arztes auf der stofflichen Ebene. »Dein Glaube hat dich geheilt«, sagte schon Jesus nach einer seiner »Wunderheilungen«, und an einer anderen Stelle der Bibel heißt es: »Euch geschehe, wie ihr glaubt.«

In meiner allgemeinmedizinischen Praxis hatte ich immer wieder den Eindruck, dass am Ergebnis meiner Arbeit mindestens zu 70 Prozent meine Gedanken und meine Intention beteiligt sind und nur zum geringeren Teil die Arzneimittel, Akupunkturnadeln, Spritzen usw. Wie sonst wäre zu erklären, dass meine Heilerfolge immer dann beeinträchtigt waren, wenn ich »schlecht drauf« war, und um vieles besser, wenn ich mit meinem ganzen intuitiven und mentalen Potenzial bei der Sache war?

Damit auch Ihr eigenes Denken zu einer heilsamen Kraft werden kann, ist es bei jeder medizinischen Behandlung enorm wichtig, dass Ihr Arzt oder Therapeut Sie von der Chance auf Heilung überzeugt, Sie aktiv mit einbezieht und Sie so vom »Patienten« (d.h. passiven Empfänger medizinischer Sachleistung) zum »Agenten« (d.h. aktiven Mitgestalter des Heilweges) macht. Der Arzt ist letztlich nur der Helfer, der Patient ist der Arzt.

Gedanken heilsam werden lassen: Affirmationen

Eine Vorstellung davon, dass und wie die Heilung vonstatten geht – so laienhaft sie auch sein mag –, begünstigt den Heilungsprozess. Sätze wie »Ich bin geschützt«, »Mein Immunsystem arbeitet auf Hochtouren« oder auch »Ich bin gesund« werden Affirmationen genannt.

Affirmationen helfen durch die Kraft der Gedanken, ein Ziel zu erreichen, indem sie den Weg zum Ziel verbalisieren oder das Ziel sogar schon als erreicht formulieren. Und sie helfen zu erspüren, wie es sich anfühlen könnte, wenn das Ziel erreicht ist.

Ich hatte weiter oben bereits erwähnt, dass die Eigenschaften von Blut sich allein dadurch signifikant und messbar verändern lassen, dass dieser Blutprobe bestimmte Gedanken »gesendet« werden. Diese »Behandlung« funktioniert sogar, wenn die Blutprobe außerhalb des Körpers gelagert wird. Umso mehr ist anzunehmen, dass auch das Blut, das in einem Menschen zirkuliert, auf diese Weise beeinflussbar ist.

Zur Wirkung von Gedanken und auch von Gebeten gibt es zahlreiche Untersuchungen. Die bedeutendsten Experimente wurden von Randolph Byrd in den 1980er Jahren durchgeführt. Er konnte zeigen, dass Patienten, für die gebetet wurde, deutlich weniger Symptome hatten und weniger Medikamente und chirurgische Eingriffe brauchten (siehe McTaggart 2007). Weitere Untersuchungen wurden von Mitch Krucoff und seiner Assistentin Suzanne Crater 1994 durchgeführt.

Krucoff, von Haus aus Kardiologe, war beeindruckt von der Atmosphäre, die im Sri Sathya Sai Institute of Higher Medicine in Indien herrschte (dieses Krankenhaus wurde von dem indischen Guru Sai Baba gegründet, um armen Menschen eine kostenlose und liebevolle medizinische Versorgung anzubieten). Er führte daraufhin Experimente mit streng wissenschaftlichem Versuchsaufbau durch, die die gesundheitliche Wirkung von Gebeten bestätigen sollten. Die Ergebnisse waren allerdings sehr widersprüchlich. Wahrscheinlich war das Versuchsdesign zu ungenau und störanfällig, um eindeutige Ergebnisse hervorzubringen. Man muss auch berücksichtigen, dass die Kraft von Gedanken oder Gebeten sich zahlenmäßig kaum erfassen lässt. Die persönliche momentane Verfassung und die Konzentrationsfähigkeit der am Experiment beteiligten Personen spielen wahrscheinlich eine große Rolle, sind aber nur schlecht messbar.

Die Belege für die Heilkraft der Gedanken, von der schon Paracelsus spricht, sind dennoch insgesamt so überzeugend und hundertfach bestätigt, dass daran kein Zweifel mehr bestehen kann. Diese Art, zu heilen oder die Heilung zu unterstützen, ist darüber hinaus denkbar preiswert und frei von Nebenwirkungen.

Es macht also durchaus Sinn, einem Kranken »gute Besserung« zu wünschen, wie wir es bei jedem Krankenbesuch intuitiv auch tun. Wir müssen diesen Satz nur tatsächlich auch ernst meinen. Dann wirkt er auch über die Entfernung, nicht nur, wenn er in Anwesenheit des Kranken ausgesprochen wird.

Gary Schwarz und Melinda Connor (vgl. McTaggart 2007) konnten in den USA in Experimenten zeigen, dass zielgerichtete Absicht Veränderungen sowohl im elektrostatischen wie auch im magnetischen Feld bewirkt. Wiederholtes »Üben« verstärkte den Effekt. Der Hauptmechanismus dieser »berührungslosen Behandlung« ist allerdings wahrscheinlich in Veränderungen des Quantenfeldes zu sehen. Daher rührt auch die Bezeichnung »Quantenheilung«.

Die Kraft der eigenen Gedanken kann auch zur Selbstheilung eingesetzt werden. Insbesondere von Krebskranken wird immer wieder berichtet, dass die kraftvolle Vorstellung des eigenen Gesundwerdens oder gar Gesundseins den Tumor dazu bringen konnte, kleiner zu werden oder sogar zu verschwinden. Eva Sanders hat dies in ihrem Bericht »Leben!« eindrücklich dokumentiert (Sanders 1999). In seinem inzwischen berühmt gewordenen Buch »Wieder gesund werden« beschreibt Carl O. Simonton, ein amerikanischer Radiologe, wie mit positiven Gedanken, Absichten und Imaginationen der Verlauf einer Krebskrankheit entscheidend zum Positiven beeinflusst werden kann. Er stützt sich dabei auf sorgfältig durchgeführte Untersuchungen.

Eine Affirmation ist mehr als nur ein lässig dahingesagtes »Ich schaffe das schon«. Vielmehr geht es darum, dass Sie selbst zu der Überzeugung gelangen, dass Ihre Krankheit heilbar ist und geheilt werden wird. Ich vermute sogar, dass ohne diese Überzeugung jeglicher Heilversuch von außen (durch Ärzte, Heilpraktiker, Psychotherapeuten usw.) von vornherein wenig aussichtsreich ist.

Man hat herausgefunden, dass die Komplikationsrate nach Operationen wesentlich geringer ist, wenn der Patient sich mit einer positiven Einstellung und mit einer Überzeugung, dass die Operation gelingen wird, auf die Behandlung einlässt. Auch unter diesem Gesichtspunkt, nicht nur unter juristischen Aspekten, ist eine Einwilligung in jegliche medizinische Behandlung außerordentlich wichtig. Es reicht nicht, einen vorgefertigten Vordruck zu unterschreiben, sondern der Patient soll sich aus voller Überzeugung auf die Behandlung einlassen. Die Kraft der Gedanken kann durch wiederholtes Üben erheblich gesteigert werden. Ein möglicher Weg, die Kraft von Affirmationen und Gedanken zu intensivieren, ist die Meditation (vgl. S. 106 ff.).

Gemeinsam und in guter Absicht: das »Intention Experiment«

Auch beim Arzt oder Therapeuten ist es von entscheidender Bedeutung, dass er die ernsthafte Absicht hegt, einem Menschen zu helfen. Möglicherweise ist dies sogar der wichtigste Heilfaktor, ohne den es gar nicht geht. Viele Behandlungsmethoden arbeiten – oft unbewusst – mit der Kraft der Absicht. Die Basisexperimente haben wir oben bereits kennengelernt. Quantenheilung ist Heilen mit der Kraft des reinen Bewusstseins.

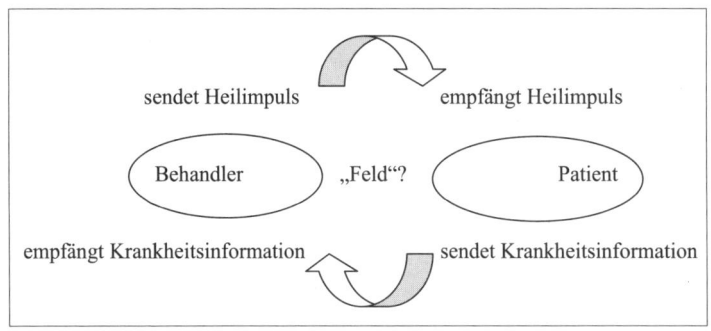

Heilen durch Bewusstsein

Lynne McTaggart, die Autorin des Buches »Intention«, hat einen weltweiten Versuch gestartet, die Kraft der Absicht mit möglichst vielen Menschen zu bündeln und zu messen. Alle paar Wochen wird über einen E-Mail-Verteiler ein Ziel vorgegeben, also zum Beispiel, einem bestimmten Kranken zu helfen oder ein bestimmtes Gewässer von Schadstoffen zu reinigen. Manchmal besteht das Ziel auch in einer Versuchsanordnung, etwa zum Wachstum von Pflanzen.

Es wird dann ein Zeitpunkt vereinbart, zu dem alle Teilnehmer die Kraft ihrer Gedanken möglichst stark auf das jeweilige Ziel richten und einen Messwert beeinflussen sollen. Für jedes Land werden Umrechnungen der Zeitzonen angegeben, damit das Experiment auch wirklich von allen Teilnehmern zum gleichen Zeitpunkt unterstützt wird. So soll herausgefunden und gezeigt werden, wie durch die Bündelung der Intention Tausender Menschen auf ein Ziel zu einem bestimmten Zeitpunkt Veränderungen möglich sind.

Jeder, der möchte, kann an diesem Experiment teilnehmen und sich unter www.intention-wirkt.de anmelden. Bereits jetzt haben sich Tausende Teilnehmer registriert, um das Experiment zu unterstützen. Wir dürfen gespannt sein, was bei diesem Großversuch herauskommen wird.

Alles genetisch? Wie Beziehungen und Gefühle unsere Gene beeinflussen

Der Wissenschaftszweig der Genetik hat seit den Entdeckungen Gregor Mendels einen ungeheuren Aufschwung erlebt. Seit dem letzten Jahrhundert wissen wir, dass die Gene, die wir von unseren Eltern geerbt haben, eine wichtige Rolle für unser Leben spielen.

In den letzten Jahren ist eine wahre Flut von neuen Erkenntnissen über uns hereingebrochen. Es gibt inzwischen eine ganze Reihe von gentechnisch hergestellten Medikamenten, die auf andere Art gar nicht oder nicht in der erforderlichen Menge hergestellt werden könnten. Nach und nach konnten Wissenschaftler außerdem herausfinden, dass viele Krankheiten familiär gehäuft vorkommen. Man folgerte daraus, dass das Auftreten von Krankheiten auch mit der genetischen Veranlagung des Menschen zu tun hat. Diese Schlussfolgerung ist allerdings nicht zwangsläufig richtig. Zahlreiche andere Faktoren können dazu führen, dass bestimmte Krankheiten in manchen Familien häufiger vorkommen als in anderen.

Allerdings haben die Forscher durch das Untersuchen der Gensequenzen von Patienten mit bestimmten Krankheiten nach und nach Ähnlichkeiten entdeckt, die darauf hindeuten, dass bestimmte Gene das Auftreten mancher Krankheiten begünstigen. So wurde etwa ein Diabetes-Gen entdeckt oder ein Gen, das für die Entstehung von Brustkrebs verantwortlich sein soll.

Die medizinischen Fachzeitschriften sind voll von solchen Neuentdeckungen, wonach das Auftreten zahlreicher Krankheiten genetisch bedingt sei. Einige wenige Krankheiten sind tatsächlich zu einem hohen Anteil durch Gendefekte bestimmt. Dennoch ist hier höchste Vorsicht angebracht, und zwar aus mehreren Gründen: Zum einen wird uns mit dieser Arbeits- und Denkweise suggeriert, wir könnten nur wenig dagegen tun, dass wir krank werden. Es sei gewissermaßen bereits ab der Zeugung festgelegt, wir müssten uns in dieses Schicksal fügen und könnten nur abwarten, noch öfter zur Früherkennung gehen und hoffen, dass die Krankheit vielleicht doch nicht auftritt. Dies führt zu Passivität und angstgesteuerter Lethargie, die mit Gesundheitsvorsorge nichts zu tun hat.

Es geht auch ganz anders. Die Vorstellung nämlich, dass die Gene immer aktiv und wirksam sind, ist großenteils falsch. Vielmehr existieren sehr detaillierte und komplexe Regelmechanismen, von denen es abhängt, welche von unseren Genen überhaupt wirksam sind und welche nicht – immerhin verfügt der Mensch über ein Erbgut von ungefähr 40 000 Genen, von denen nur wenige hundert jeweils aktiv, gewissermaßen »eingeschaltet« sind.

In den letzten zwanzig Jahren ist rund um dieses Thema ein ganz neuer Forschungszweig entstanden, die sogenannte Epigenetik. Führend auf diesem Gebiet ist eine Forschungsgruppe um Professor Moshe Szyf an der McGill University in Montreal tätig. Er fand heraus, dass die Aktivität von Genen durch gewisse chemische Veränderungen (die sogenannte Methylierung bzw. Demethylierung) gesteuert wird.

Die äußerst spannende Frage ist, ob wir Menschen einen Einfluss darauf haben, welche von unseren Genen methyliert (d.h. unwirksam) und welche demethyliert (aktiv) sind. In der Tat scheint es so zu sein, dass das, was wir erleben, einen entscheidenden Einfluss auf die Aktivität unserer Gene haben kann.

Moshe Szyf konnte zeigen, dass etwa traumatische Erlebnisse im Kindesalter die Aktivität der Gene im Gehirn langfristig verändern können. Vor allem in den ersten vier bis fünf Lebensjahren werden im Erbgut immer wieder Methylgruppen an die Gene angehängt oder entfernt – die Wirkung der Gene wird damit immer wieder umprogrammiert. Diese Programmierung kann dann später wiederum unter Umständen lebenslang wirksam bleiben und sogar an die Nachkommen weitergegeben werden.

Diese Erkenntnis ist sensationell und hat weitreichende Konsequenzen. Denn nun ist auch unter genetischen Aspekten vorstellbar, dass unser Denken heilsam wirken kann. Zumindest sollte man auf der Basis der Erkenntnisse der Epigenetik nicht mehr einfach von (unabänderlich) »genetisch bedingten« Krankheiten sprechen, sondern genauer von »epigenetisch bedingten«. Ganz korrekt müsste man sagen: Für das Auftreten mancher Krankheiten sind zwei Voraussetzungen nötig: erstens das Vorhandensein eines bestimmten Gens und zweitens das Aktiviertsein dieses Gens bzw. das Ausgeschaltetsein eines entsprechenden hemmenden Gens.

Eine weitere bedeutsame Entdeckung der Epigenetik ist die Tatsache, dass das An- und Abschalten verschiedener Gene nicht nur unser eigenes Leben prägt, sondern auch das unserer Nachkommen. Diese für die Wissenschaftler selbst unerwartete Erkenntnis wirft das althergebrachte Denken der Vererbungslehre wiederum über den Haufen. Vererbt werden demnach nicht nur einfach Gene, sondern Aktivitätsmuster von Genen, die der Mensch sich im Laufe seines Lebens angeeignet und erarbeitet hat. Auf einen

Nenner gebracht heißt das: Wir werden nicht nur das, was wir geerbt haben, sondern wir vererben auch das, was wir geworden sind.

Joachim Bauer, Professor an der Abteilung für Psychosomatische Medizin und Psychotherapie am Universitätsklinikum Freiburg, hat hierzu bahnbrechende Arbeiten durchgeführt. In seinem Buch »Das Gedächtnis des Körpers« beschreibt er, wie Beziehungen und Lebensstile unsere Gene steuern. Er berichtet etwa, dass Patienten mit einer posttraumatischen Belastungsstörung, also mit einem nicht verarbeiteten Schock oder Schreckenserlebnis, Gehirnveränderungen besonders in der Amygdala (Mandelkern) zeigen sowie dauerhaft erhöhte Blutspiegel des Cortison-Steuerhormons ACTH (was allerdings bei den Betroffenen nicht zu einer erhöhten Ausschüttung des Stresshormons Cortisol führt).

Man fand bei solchen Patienten darüber hinaus Veränderungen der für das Gedächtnis zuständigen Gehirnstrukturen. Außerdem werden gewisse Gene aktiviert, die den Körper in Alarmbereitschaft und Panik versetzten. Dies erklärt zum Beispiel auch, warum traumatisierte Menschen ohne physiologisch erkennbaren Grund Herzrasen, Schweißausbrüche, hohen Blutdruck usw. haben.

Ein entscheidender Faktor für die menschliche Gesundheit scheinen in diesem Zusammenhang stressfreie und gesunde Beziehungen zu sein. Vor dem Hintergrund der Erkenntnisse der Epigenetik können wir jetzt auch sehr eindeutig und nachvollziehbar erklären, warum das so ist.

Dass Stress krank machen kann, ist nichts Neues, aber wir wissen jetzt mehr darüber, warum das so ist. Und darüber hinaus müssen wir zur Kenntnis nehmen, dass etwa gestresste Eltern Krankheitsrisiken auch an ihre Kinder weitergeben, und dies nicht nur als erlerntes und anerzogenes Verhalten, sondern auch über die vererbten Aktivitätsmuster der Gene.

Im folgenden Kapitel wird die Palette dessen, was unser Gesund- oder Kranksein bestimmt, um eine weitere Dimension erweitert: die Kraft des Familiensystems einschließlich der Vorfahren sowie die Intuition.

Die Kraft des Unbewussten: die intuitive Dimension

Die folgenden Fragen können Ihnen dabei helfen einzuschätzen, in welchem Maße die intuitive Dimension in Ihrem Leben Raum findet und wo eventuell unerfüllte Bedürfnisse liegen:

* ★ Habe ich mich mit meinen Vorfahren innerlich auseinandergesetzt/versöhnt?
* ★ Achte ich auf meine »innere« Stimme?
* ★ Träume ich intensiv und gebe ich diesen Träumen eine Bedeutung?
* ★ Habe ich eine intensive Verbindung zu Pflanzen und Tieren?

Das, was über das Denken im engeren Sinne hinausgeht in Richtung eines Erahnens, der oft vielzitierte »sechste« oder »siebte Sinn«, eröffnet uns die intuitive Dimension. In dieser Dimension kann therapeutisch gearbeitet werden mit Rückführungen (in die Kindheit, zu den Ahnen, in frühere Leben usw.), Imagination, Traumarbeit sowie Farb- und Klangtherapie. Dabei finden Informationsübertragungen statt, die mit der herkömmlichen, »alten« Physik nicht erklärbar sind, jedoch in der Quantenphysik durchaus erfasst werden können.

Nahtoderfahrungen, Trance sowie schamanisches Heilen, aber auch das durch Bert Hellinger bekannt gewordene sogenannte Familienstellen bedienen sich überwiegend des Informationsaustauschs in dieser Dimension. Die intuitive Dimension ist sehr wichtig und wird doch oft kaum wahrgenommen. Vieles in ihr geschieht unbewusst.

Beispielhaft für diese Dimension möchte ich Ihnen jetzt die Familienheilung, den Stellenwert gesunder Beziehungen, den Schamanismus und das Arbeiten mit Träumen vorstellen. Gerade mit diesen Elementen arbeite ich in den Seminaren und in der Ausbildung zum spirituellen Gesundheitsberater gerne, weil hiermit oft auf leichte Art ein Zugang zu Heilungsblockaden möglich wird, der anders nicht denkbar wäre.

Meine Frau hat darüber hinaus eine stark ausgeprägte Intuition und einen »siebten Sinn«, was die Arbeit noch viel tiefgründiger und effektiver macht. So stellt sie oft im Gespräch bereits nach wenigen Minuten etwa eine Frage, weil sie »etwas« ahnt, also zum Beispiel: »Was ist mit Ihrer Schwester los?« Der Klient ist hierüber oft so verblüfft, dass er zunächst gar nicht antworten kann, sondern mit »Woher wissen Sie das?« gegenfragt.

Es stellt sich dann heraus, dass in der Beantwortung dieser Frage eine entscheidende Heilmöglichkeit liegt. Die Schwester, so zeigte sich in diesem konkreten Fall, war seit Urzeiten die »Erzrivalin« des Klienten, war aber vor wenigen Wochen verstorben. Der Hauptteil der Lebensenergie dieses Klienten wurde bisher darauf verwendet, diese Rivalität auszutragen. Jetzt würde es folglich darum gehen, in der Schwester nicht nur die Konkurrentin, sondern auch die wahrscheinlich einflussreichste Lebensbegleiterin zu sehen und zu würdigen; ihr zu vergeben, dass es so war, wie es war; und zu sehen, dass die Schwester wohl gar nicht anders sein und handeln konnte; ihren Tod zu betrauern; das »Bermuda-Dreieck« aufzulösen usw.

Wie die Menschen, mit denen wir leben, uns prägen: Familienheilung

Seit den Arbeiten von Bert Hellinger hat das Aufstellen von Familiensystemen einen festen Platz im Bereich der Psychotherapie und Psychosomatik. Bei allen Vorbehalten gegenüber der Person Hellingers sind seine Erkenntnisse und seine Arbeit doch bahnbrechend. Inzwischen sind wir in der Lage, die Prozesse, die sich dabei abspielen, medizinisch und physikalisch zu erklären und ihnen damit das »Spukhafte« zu nehmen.

Das Ziel beim sogenannten Familienstellen ist, dass eine Person prägende und vor allem auch schädigende Einflüsse aus ihrer Herkunftsfamilie oder ihrer jetzigen Familie aufdecken und dann auch auflösen und heilen kann.

Vieles von dem, was uns an vollständigem Gesundsein und Wohlbefinden hindert, ist in der Herkunftsfamilie entstanden. Nicht nur bestimmte Glaubenssätze, die bis in die Gegenwart reichen (siehe S. 65 ff.), sondern auch bestimmte Ereignisse haben oft so tiefgreifende Prägungen und regelrechte »Verwirrungen« und »Lähmungen« hinterlassen, dass der Körper immer noch mit somatischen »Antworten« reagieren muss, solange diese Zusammenhänge nicht aufgedeckt und aufgelöst sind. Solche dramatischen Ereignisse können sein: Todesfälle in der Familie, verheimlichte oder anderweitig ausgegrenzte Familienmitglieder, verschwiegene Abtreibungen, Suizide und vieles mehr. Auch bewusste oder unbewusste Ablehnungen können schwer traumatisieren. Wenn die sogenannten Ordnungen der Liebe nicht stimmen, resultieren daraus schwere Selbstwertprobleme.

Zahlreiche Krankheiten haben ihren Ursprung zum Teil darin, dass das Hineinwachsen in eine Gemeinschaft mit anderen gestört wurde, etwa durch nicht aufgelöste Familienkonflikte. Sie können durch Familienstellen mitunter entscheidend gebessert oder geheilt werden.

Wie geht das konkret vor sich? Beim Familienstellen wird in einer Gruppe gearbeitet. Die Person, um deren Problem es gehen soll, sucht sich aus der Gruppe sogenannte Stellvertreter etwa für die Eltern, die Geschwister, den Partner oder andere Menschen aus, die für sie eine besondere Rolle spielen.

Im nächsten Schritt plaziert er oder sie diese Stellvertreter im Raum, und zwar auf der Basis des eigenen Erlebens: Die Abstände der Personen zueinander, ihre Körperhaltung, Mimik, Gestik usw. entsprechen dem gegenwärtigen Empfinden der Person, um deren Problem es geht.

Nach und nach können gegebenenfalls weitere Stellvertreter für Personen hinzukommen, die bislang nicht berücksichtigt wurden. Es zeigt sich meist sehr schnell, dass einzelne Personen sich in ihrer Position und Rolle nicht besonders wohl fühlen. Das gilt gleichermaßen für die Stellvertreter als auch für denjenigen, der ihnen ihre Positionen zugewiesen hat. Dazu befragt, können die Stellvertreter häufig detailliert berichten, wie sich ihre Position anfühlt. Und die von ihnen geschilderten Gefühle, ihr Erleben trifft frappierenderweise oft genau den Gefühlszustand, in dem die »echte« Person sich befindet oder befunden hat.

Die Schilderungen treffen zum Teil bis ins kleinste Detail zu. So kommt es etwa vor, dass ein Stellvertreter Schmerzen im rechten Bein empfindet, ohne dass er wissen kann, dass die tatsächliche Person, die er vertritt, eine schmerzhafte Kriegsverletzung am rechten Bein hat. Oder der Stellvertreter bekommt starke Kopfschmerzen. Später stellt sich heraus, dass die Person, die er vertritt, jahrelang an Migräne litt oder noch leidet.

Dazu, wie so etwas zu erklären ist, soll weiter unten mehr gesagt werden. Die befreiende Auflösung der krank machenden Erfahrungen im Familiensystem besteht nun darin, dass nach und nach alle Stellvertreter an einen besser geeigneten und besser passenden Platz gestellt werden, mit einer veränderten Körperhaltung, Mimik und Gestik. Oft verschwinden die zunächst beschriebenen und gespürten Empfindungen und Symptome dann unmittelbar. Derjenige, dessen Problem im Mittelpunkt der Aufstellung stand, fühlt sich oft besser. Eine zuvor empfundene unterschwellige Anspannung und Unzufriedenheit oder ein diffuses »Unglücklichsein« können sich auflösen. Die Aufstellung kann dann mit einem Versöhnungs- oder Vergebungsritual abgeschlossen werden.

Wie kann es nun sein, dass die Stellvertreter Dinge am eigenen Leib spüren und auch äußern können, die zu anderen Menschen gehören, die sie überhaupt nicht kennen? Wie lässt sich erklären, dass die Stellvertreter mitunter sogar Zustände von längst verstorbenen Personen spüren können?

In irgendeiner Form muss hier eine Gedanken- oder Energieübertragung von Mensch zu Mensch stattfinden, die mit den herkömmlichen Mechanismen von Energie- und Informationsübermittlung nicht zu erklären ist.

Auf Seite 37 ff. habe ich neuere wissenschaftliche Erkenntnisse beschrieben, nach denen alle Lebewesen, ja sogar alle lebenden Zellen, in einem ständigen Informationsaustausch miteinander stehen. Dieser Austausch wird nicht über Nervenzellen oder Hormone und andere Botenstoffe bewerkstelligt, sondern über das Biophotonenfeld. Auch das menschliche Gehirn kann so wahrscheinlich ständig Informationen mit der Umgebung austauschen. Es ist also vorstellbar, dass auf diese Weise auch Gedanken gesendet und empfangen werden können.

In den fünfziger Jahren des letzten Jahrhunderts haben Experimente gezeigt, dass Pflanzen auf Gedanken von Menschen reagieren, und zwar mit Wohlbefinden (stabiles elektrisches Potenzial), wenn die Testperson positive Gedanken zur Pflanze hatte, und negativ (stark abfallendes Potenzial), wenn die Testperson negative oder zerstörerische Gedanken zur Pflanze sandte (vgl. dazu auch S. 38 f.).

Die weiter oben (S. 41) bereits erwähnten Experimente des englischen Biologen Rupert Sheldrake mit Tieren haben gezeigt, dass insbesondere Hunde und Katzen menschliche Gedanken erspüren können (vgl. Sheldrake 1999). Vor diesem Hintergrund ist es absolut plausibel, dass auch Menschen Gedanken lesen und hellsichtig sein können. Die teilweise merkwürdig anmutenden Dinge, die sich beim Familienstellen abspielen, sind bei genauerem Betrachten also gar nicht so unerklärlich, wie sie zunächst erscheinen.

Woher wir wissen, was andere denken und fühlen: Spiegelneurone

Es gibt noch ein zweites wissenschaftlich gut untersuchtes Phänomen, das zum Verständnis dieser Art von Informationsübertragung beiträgt. Dabei handelt es sich um spezielle Gehirnstrukturen, die ermöglichen, dass eine Person ähnlich fühlt, spürt und erlebt wie eine andere Person, wenn sie sich nur dafür öffnet und darauf konzentriert.

Giacomo Rizzolatti, Neurophysiologe an der Universität von Parma, hat wesentlich an der Forschung auf diesem Gebiet mitgearbeitet und nennt dieses System »Spiegelneurone«.

Offensichtlich gibt es in unserem Gehirn Nervenzellen (Neurone), die während der Betrachtung eines Vorgangs die gleiche Art von Gehirnaktivität auslösen, wie sie entstünde, wenn die betreffende Handlung auch aktiv vollzogen würde.

Gehirnaktivität lässt sich bildlich darstellen mit Hilfe eines Positronen-Emissions-Tomogramms (PET). Bei Versuchen mit Menschenaffen wurde einem Affen eine Banane gereicht, während ein zweiter Affe dies beobachtete. Im Bild der Gehirnaktivität dieses zweiten Affen zeigte sich genau dasselbe Muster wie bei dem ersten Affen, der tatsächlich aktiv nach der Banane griff. Es wurden also auch bei dem zweiten Affen Nervenzellen aktiviert, die eigentlich für Bewegung zuständig sind – und dies nur durch den *Gedanken* an Bewegung.

Joachim Bauer, Professor an der Universitätsklinik Freiburg, hat diese Forschungen weiter vorangebracht und neue, spektakuläre Erkenntnisse gewonnen: Das System der Spiegelneuronenaktivierung funktioniert auch, wenn der zweite Affe dem anderen Affen gar nicht zuschauen kann, sondern wenn dieser beispielsweise in einem Nebenraum sitzt.

Weitere Experimente führte Professor Harald Walach ebenfalls an der Universität Freiburg durch. Zwei räumlich getrennte Personen wurden an ein Gerät zur Messung der elektrischen Aktivität des Gehirns (EEG = Elektroenzephalogramm) angeschlossen. Wurde die eine Person angeregt, etwa durch Zeigen von Bildern, so veränderte sich erwartungsgemäß auch ihr EEG. Sensationell war aber die Beobachtung, dass das EEG der anderen, räumlich völlig abgetrennten Versuchsperson genau dieselben Veränderungen aufwies!

Vor dem Hintergrund dieser Experimente können wir vielleicht andeutungsweise verstehen, woher der Stellvertreter beim Familienstellen seine Informationen bezieht, nämlich durch einen Informationsübertrag im Biophotonen- und Spiegelneuronensystem. Dass auch Zustände von längst verstorbenen Personen übertragen werden können, lässt sich damit erklären, dass die entsprechenden Informationen über andere Menschen als »Zwischenspeicher« bis zu der im Raum befindlichen Person übertragen werden.

Niemand lebt für sich allein:
Warum gesunde Beziehungen so wichtig sind

Viele Menschen sind in ihrem Leben durch gestörte Beziehungen belastet – ein nicht zu vernachlässigender Stressfaktor.

Stress macht bekanntlich krank. Chronischer Stress ist medizinisch messbar und verändert beispielsweise den Blutdruck, die Blutgefäße und die Ausschüttung zahlreicher Hormone.

Dass Patienten etwa mit hohem Blutdruck, Arteriosklerose, Tinnitus, Impotenz, Asthma oder Neurodermitis wahrscheinlich immer auch »Beziehungspatienten« sind, wird in der rein stofflich orientierten Medizin leider völlig ignoriert. Belastende Beziehungen zum Partner, zur Familie, zu Kollegen, Mitarbeitern, Vorgesetzten, zu Nachbarn und zu anderen ethnischen Gruppen können uns so sehr schwächen, dass Krankheiten häufiger und heftiger auftreten, als dies bei einem von Beziehungsstress freien Leben der Fall wäre. Dieser Zusammenhang wurde etwa von Dean Ornish beschrieben.

Ornish ist Kardiologe und Präsident einer Non-Profit-Forschungsorganisation für Gesundheitsvorsorge in Kalifornien. In einer von ihm zitierten Studie (siehe Ornish 2001), die Dr. William Rubberman durchführte und die im renommierten »New England Journal of Medicine« veröffentlicht wurde, zeigte sich, dass männliche Patienten mit kranken Herzkranzgefäßen nach einem Herzinfarkt weniger Komplikationen und eine sehr viel bessere Überlebensrate aufwiesen, wenn ihre sozialen Beziehungen stabil waren. Die Todesrate sozial isolierter Männer, die einen Herzinfarkt erlitten hatten, war demgegenüber fast um das Vierfache erhöht.

Noch stärker ist der Schutzeffekt von Beziehungen, wenn die Patienten gleichzeitig auch Geborgenheit in einer Weltanschauung oder Religion finden, in der sie sich wohl fühlen.

Auch an Brustkrebspatientinnen wurden von Dr. David Spiegel ähnliche Studien durchgeführt (veröffentlicht in Spiegel Spezial 6/2007). Es zeigte sich, dass bei den Frauen, die sich aktiv um ihr Beziehungs- und Seelenwohl kümmerten, die Überlebenszeiten teilweise doppelt so hoch waren wie bei Patientinnen, die dies nicht taten.

Gute Beziehungen sind also (über)lebenswichtig. So bekommen gewaltfreie Kommunikation, Beziehungspflege, die Versöhnung mit Mitmenschen und Vorfahren einen ganz neuen gesundheitlichen Stellenwert. Cholesterinsenkende Medikamente sind dann im Gegenzug nur noch einer von mehreren Therapieansätzen.

Dean Ornish hat eine eigene Therapie zur Behandlung verstopfter und verengter Herzkranzgefäße entwickelt. Üblicherweise müssen solche Gefäße ausgetauscht oder durch einen Kathetereingriff künstlich erweitert werden. Ornish nennt seine Therapie »Öffnung des Herzens«. Er geht davon aus, dass die Arteriosklerose der Herzkranzgefäße auch mit einer »Verhärtung des Herzens« im übertragenen Sinne und der damit verbundenen »Hartherzigkeit«, Unterdrückung von Gefühlen sowie Einsamkeit und Isolation einhergeht. Die Bausteine seiner Therapie sind neben Ernährung, Bewegung, Rauchverbot und anderen einschlägigen Maßnahmen auch Kontakt zu anderen Menschen, Übungen zur Stressbewältigung, Meditation und Gebet.

Hier lag und liegt auch mein persönlicher Schwerpunkt in der Nachbehandlung meines eigenen Herzinfarkts. Zahlreiche meiner Herzpatienten konnte ich ebenfalls motivieren, in diesem Sinne zu arbeiten.

Niemand lebt für sich allein. Der Mensch ist vielmehr ein »Herdentier«. Folgerichtig wird es nicht gehen ohne die Pflege der Beziehungen zu den anderen »Tieren« der »Herde«. In unserer Gesellschaft, die vor allem die Autonomie betont, in der die Zahl der Singlehaushalte steigt und die

Kommunikation über SMS oder das Internet hoch im Kurs steht, ist das eine eher unbequeme Wahrheit.

Heilen durch den Geist: Schamanismus

Aus dem bisher Gesagten ist deutlich geworden, dass eine Behandlung von Krankheiten auf rein körperlicher Ebene nicht ausreicht.

Schamanismus ist eine geistige Form des Heilens, die, so möchte ich behaupten, zu den ältesten Heilmethoden überhaupt gehört. Noch heute wird besonders in armen und nicht nach westlichen Standards entwickelten Ländern schamanisches Heilen in breitem Umfang praktiziert.

Ich konnte Schamanen in Afrika, Fernost und in Lateinamerika persönlich kennenlernen und bei der Arbeit beobachten. Es beeindruckte mich, mit welcher Seriosität und Ernsthaftigkeit die Schamanen arbeiten, und ich spürte, dass sie unserer (westlichen) Medizin so manches voraushaben, oder besser: dass sie vieles noch haben, was wir längst preisgegeben haben. Dort wurde und wird zum Teil bis heute eine Medizin betrieben, die der unseren fast diametral entgegengesetzt ist.

Während in der westlichen Medizin das oberste Gebot immer noch die Sachlichkeit zu sein scheint, ist es in der schamanistischen Medizin die Persönlichkeit, die den Ausschlag gibt. Der Schamane nimmt gewissermaßen eine Vermittlerrolle zwischen dem Diesseits und dem Jenseits ein. Er arbeitet fast ausschließlich mit der Kraft der Gedanken, der Absicht und mit der Intuition. Heilungen, die bei uns als unmöglich oder undenkbar galten, sind von ausgebildeten Schamanen vielfach erreicht worden und auch gut dokumentiert, etwa im Buch von Clemens Kuby (Kuby 2005).

Das besondere Kennzeichen der schamanistischen Medizin sind bestimmte rituelle Handlungen, die essenzieller Bestandteil der Behandlung sind. Meist bringt sich der Schamane zunächst in einen gewissen höheren Geistes- oder Trancezustand, bevor er den Patienten behandelt. Bei seinen Ritualen verwendet er eine Vielzahl von Hilfsmitteln, zum Beispiel Feuer, Trommeln, besondere Kleidung, manchmal auch psychedelische Drogen. So versucht er in Kontakt zu kommen mit den Ahnen, Geistern oder Göttern. Die dann durchgeführten rituellen Handlungen am Patienten bewirken in diesem tiefgreifende Veränderungen, die oft zur Heilung führen.

Es scheint so zu sein, dass gerade die Absicht des Schamanen, seine Gedanken, seine Intuition und sein Offensein für größere Zusammenhänge dem Kranken helfen, also genau das, was in der westlichen Medizin größtenteils ausgeklammert wird. Dabei werden bei genauerer Betrachtung auch in der westlichen Medizin oft rituelle Handlungen durchgeführt, aber eher unbewusst oder »aus Versehen«. Was ich damit meine, möchte ich im Folgenden näher erläutern.

Im Jahr 2002 wurde von dem Orthopäden Dr. Bruce Moseley am Methodist Hospital in Houston/Texas eine sehr interessante, placebokontrollierte Studie durchgeführt. Allerdings konnte sie (zum Glück) nicht »doppelt blind« durchgeführt werden, also so, dass weder Ärzte noch Patienten wussten, wer die »echte« therapeutische Maßnahme bekam und wer ein Placebo. Es konnte also auch eine unbewusste oder absichtliche Beeinflussung der Patienten auf anderem Wege als dem untersuchten nicht ausgeklammert werden.

Man bildete zwei Gruppen von Patienten, insgesamt 180 Kranken mit Kniebeschwerden aufgrund einer Arthrose. Die eine Gruppe wurde mit Hilfe einer Kniegelenkspiegelung (Arthroskopie) behandelt, bei der die üblichen Maßnahmen durchgeführt wurden (Spülung, Knorpelglättung usw.). Bei der anderen Gruppe wurde lediglich eine Schein-Arthroskopie durchgeführt. Alles (Narkose, steriles Abdecken der Operationsstelle, Einbringen der Operationswerkzeuge in den Gelenkraum usw.) wurde genauso gemacht wie bei den »echt« Operierten, nur eben ohne Spülung des Gelenks, ohne Knorpelglättung usw. Die Ergebnisse waren sensationell: Die Kniebeschwerden waren nach dem Eingriff in beiden Gruppen deutlich gebessert, und die Besserung war in beiden Gruppen gleich stark.

Es spricht einiges dafür, dass hier nicht die eigentliche schulmedizinische Behandlung mit Gelenkspülung und Knorpelglättung gewirkt hat, sondern das »Ritual«. Was sich im Operationssaal abspielt, gleicht in erstaunlich vielen Punkten der Vorgehensweise eines Schamanen. Da werden besondere Kleider angezogen, spezielle Düfte (von Desinfektionsmitteln) liegen in der Luft, der »Heiler« ist regelrecht vermummt mit Mundschutz und Kopfbedeckung, es werden »rituelle Waschungen« durchgeführt, die beteiligten Personen unterliegen einer speziellen Rangordnung, es wird für den Patienten Unverständliches gesagt, das aus einer anderen Welt zu stammen scheint. All diese Elemente weist auch das schamanistische Ritual auf. Ein Operateur in der westlichen Welt jedoch führt dieses Ritual gewissermaßen nebenher oder »aus Versehen« durch und nicht absichtlich. Auch bringt sich der Chirurg in der Regel nicht zunächst mit Meditation oder anderen Methoden in eine höheren Geistes- und Bewusstseinszustand.

Der Journalist und Filmemacher Clemens Kuby konnte durch die Kraft seiner Gedanken und durch Meditation seine eigene Querschnittslähmung überwinden. Er hat diese Heilung zum Anlass genommen, dem Phänomen »Wunderheilung« nachzugehen und auf die Spur zu kommen. Dazu hat er vor einigen Jahren zusammen mit seinem Filmteam eine Weltreise unternommen, auf der er mehrere sogenannte Wunderheiler sowie Schamanen besuchte und bei der Arbeit filmte. Entstanden ist die eindrucksvolle Dokumentation »Unterwegs in die nächste Dimension« – ein Bericht, der Mut macht, neben den bei uns üblichen Verfahrensweisen auch schamanistische Elemente in unsere Arbeit und in unser Heilwerden mit einzubeziehen.

Heilsame Botschaften des Unbewussten: Träume

In unseren Träumen verschafft die Seele sich Luft. Träume transportieren verborgene Botschaften, die Gold wert sind. Werden diese Botschaften verstanden, so können Anteile des Unbewussten bewusst gemacht und »ans Licht« gebracht werden. Auf diese Weise helfen Träume dabei, Krankmachendes einer Heilung zuzuführen.

Träume gehören von alters her zu den Geheimnissen des Lebens. Sie faszinierten, bedrängten und ängstigten die Menschen zu allen Zeiten, gaben ihnen aber auch geniale Eingebungen. So haben viele Künstler und Erfinder ihre Ideen aus Traumbotschaften erhalten. Deshalb entstanden schon früh die unterschiedlichsten Erklärungen für den Traumschlaf. Aber erst in den letzten Jahrzehnten gelang es der Traumforschung zusammen mit der Psychologie und Neurobiologie, das Geheimnis des Traumschlafs teilweise zu lüften. Allerdings sind noch nicht alle Fragen geklärt, und manche Theorien lassen sich nicht miteinander vereinbaren.

Mit dem heutigen Wissen ist es möglich, die Träume wenigstens so weit zu erklären, dass wir sie in der praktischen Arbeit einsetzen können. Der Stoff, aus dem die Träume kommen, sind die verschiedenen Dimensionen unseres Menschseins. So kann zu wenig Sauerstoff oder Fieber (stoffliche Dimension) genauso zu (Alp-)Träumen führen wie ein traumatisches Erlebnis (mentale Dimension). Im Traum ist der Kontakt zu verstorbenen Menschen (intuitive Dimension) genauso möglich wie Fliegen und »Durch-Wände-Gehen« (transzendente Dimension).

Das Unbewusste hat seine eigene Sprache. Es umfasst unsere Ängste, Urinstinkte, Triebe und alle evolutionären Entwicklungsschritte der Schöpfung. Das Wichtigste aber ist unsere Assoziation.

Beim Deuten von Träumen ist die subjektive Erfahrung vorrangig, da sie der authentischen Erkenntnis dient. Wollen wir einem unserer Träume genauer nachgehen, ist es wichtig, dass wir uns zunächst überlegen, was uns spontan zu einem bestimmten Traumbild einfällt, und erst dann etwa in einem Traumlexikon nachschlagen. In einem weiteren Schritt können archetypische, kollektive und objektive Betrachtungsweisen herangezogen werden.

Träume haben vielfältige Wirkungen und Aufgaben: Sie kompensieren, was unser Tagesbewusstsein ausblendet, balancieren aus, bringen unterdrückte Anteile ans Tageslicht, geben Möglichkeit zur Korrektur und dienen der Psychohygiene, haben also heilende Wirkung auf alle Ebenen unseres Seins.

Träume können aber auch prophetisch sein (Wahrträume), außerdem haben sie die Funktion des Wachrüttelns, eröffnen Wege zu einer tieferen Wahrheit und können uns helfen, falsche Vorstellungen zu korrigieren.

Jeder Traum ist auf ein Energiefeld – meist ein Konfliktfeld – bezogen. Dieses genau zu erkennen und das eigentliche Thema herauszuarbeiten ist der erste Schritt der Traumbearbeitung.

Im zweiten Schritt schauen wir auf die Gegensätze und die Ambivalenzen, die jeder Traum in sich birgt. So ist etwa in einem Alptraum meist auch schon enthalten, wie der Konflikt kreativ gelöst werden kann.

Im dritten Schritt geht es dann um die Auflösung und eine neue Perspektive. Am besten gehen wir systematisch nach folgendem Schema vor:

* Welche Überschrift, welches Thema hat der Traum?
* Welche Gefühle stehen im Traumgeschehen im Vordergrund?
* Wo im Körper spüre ich diese Gefühle sofort?
* Sind sie angenehm oder unangenehm?
* Wie könnte das Traumgeschehen im Idealfall aussehen? (Kreative Traumumwandlung)
* Welche Glaubenssätze und Konzepte verbergen sich hinter dem Traum?
* Welche Wahrheit will mir dieser Traum zeigen?
* Was ist die Botschaft des Traums?

Als Nächstes können wir den Traum auch auf der sogenannten Subjektstufe betrachten. Da der Träumer alle im Traum vorkommenden Rollen geträumt hat, hat er auch mit allen im Traum vorkommenden Personen, Pflanzen, Tieren usw. etwas zu tun, das heißt, Eigenarten, Handlungen, Worte dieser Personen, Pflanzen, Tiere sind auch seine Eigenarten. Wenn ich etwa träume, dass ich von einem gefährlichen Tier verfolgt und erst im letzten Moment von einer guten Fee gerettet werde, so gibt mir dieser Traum die Möglichkeit zu schauen, ob ich im realen Leben manchmal Verfolgter, aber in manchen Situationen auch Verfolger oder auch wie eine gute Fee bin. Diese Betrachtungsweise ist gar nicht immer so angenehm, weil es beispielsweise bei Täter-Opfer-Träumen meist einfacher ist, sich nur mit der Opferrolle auseinanderzusetzen und zu identifizieren, als mit der Rolle des Täters.

Wenn die Botschaft eines Traums verstanden ist, geht es darum, sich von eventuell belastenden Zusammenhängen wieder abzukoppeln, beispielsweise mit Hilfe der Klopfakupunktur (vgl. S. 76 f.): zuerst den belastenden Glaubenssatz herausarbeiten und klopfen, anschließend den dazugehörigen befreienden Glaubenssatz finden und klopfen. Auch andere Wege der Traumverarbeitung sind denkbar. Auf diese Weise lassen sich krank machende »Altlasten« oft auflösen und beseitigen.

Im nächsten Abschnitt gehen wir auf unserer Heilreise durch die fünf Dimensionen einen Schritt weiter und lernen die Dimension kennen, in der Weltanschauung, Glauben, Kreativität und Verbundensein mit der höheren Macht weitere Möglichkeiten des Gesundwerdens ermöglichen.

Die Kraft des Glaubens: die transzendente Dimension

Die folgenden Fragen können Ihnen dabei helfen einzuschätzen, in welchem Maße die transzendente Dimension in Ihrem Leben Raum findet und wo eventuell unerfüllte Bedürfnisse liegen:

★ Habe ich eine tragfähige Weltanschauung?
★ Kenne ich meine innere kreative Quelle?
★ Glaube ich an Wunder?
★ Habe ich Freude am Singen, Tanzen, Malen?
★ Kann ich mein eigenes, reines Bewusstsein spüren?
★ Meditiere ich regelmäßig?

Das Wort »transzendent« kommt aus dem Lateinischen und bedeutet etwa »im Überschreiten«. In dieser Wortbedeutung steckt schon, dass es auch in dieser Dimension um etwas »jenseits« des Üblichen und Gewohnten geht. Wir verlassen also den festen Boden des Rationalen, Vorhersagbaren. Diese für viele von uns fremde und bislang auch wenig erforschte Dimension ist allerdings für das Gesundwerden und -bleiben von großer Bedeutung, geht es hier doch um das Geborgensein in einem spirituellen oder Glaubenssystem, das Wissen um ein Geführtsein und die Wirkung etwa von Meditation und Gebet.

Der transzendenten Dimension ist auch der authentische, kreative Selbstausdruck zugeordnet, das heißt das Singen, Malen, Tanzen, Schreiben, und zwar nicht nach Regeln und nicht mit dem Ziel irgendeines Ergebnisses, sondern als Ausdruck der tiefsten Befindlichkeit.

Mit der Aussage »Kunst wäscht den Staub von der Seele«

meinte Pablo Picasso sicherlich den Prozess des künstlerischen Gestaltens und nicht sein Endergebnis. In der Hingabe an diesen Prozess und im »Geschehenlassen« können ganz andere Impulse wirksam werden als beim zielorientierten Arbeiten. Oft entstehen dabei wunderbare Werke. Das so verstandene kreative Schaffen verändert unser Bewusstsein, es ist ein Über-sich-Hinauswachsen, ein transpersonaler Prozess.

Wie wichtig eine vom Leistungsgedanken befreite Kreativität ist, können wir nur schwer ermessen, weil wir bei all unserem Handeln stets ein Ergebnis vor Augen haben und deshalb nie ganz frei von Erfolgsdruck sind. Kleine Kinder verfügen noch über diese Unbeschwertheit, solange ihr Schaffen nicht auf »gute« Resultate getrimmt wird (beim Malen auf möglichst realitätsgetreue gegenständliche Ergebnisse, beim Basteln auf ein möglichst nützliches Produkt usw.).

Im Folgenden möchte ich wiederum einige Methoden vorstellen, die ich in meiner praktischen Arbeit immer wieder erfolgreich einsetze und die sich auch zur Selbstanwendung eignen.

Ein ruhiger Geist tut der Gesundheit gut: Meditation

Meditation ist in gewisser Weise ein Gegenpol zum Denken. Sie ist der Übergang in einen Zustand, in dem die Gedanken verschwinden und unwichtig werden. Gedanken, besonders wenn sie sich »verselbständigen«, können regelrecht störend sein und eine innere Unruhe erzeugen, die der Gesundheit nicht dienlich ist. Der Intellekt solle »uns dienen, aber nicht führen«, bemerkte schon Albert Einstein.

Wer meditiert, versucht ganz im Hier und Jetzt zu sein. Vergangenheit und Zukunft spielen dabei keine Rolle, sondern der Fokus liegt ganz auf dem Augenblick. Meditation hat eine gesundheitsfördernde Wirkung. Hierzu gibt es zahllose wissenschaftliche Untersuchungen, die etwa den Einfluss des Meditierens auf den Blutdruck, den Cholesterinspiegel und vieles andere erforschten.

Meditation als Bewusstseinstraining lohnt sich also ebenso sehr wie beispielsweise ein Training der Rückenmuskulatur. Die Einzelheiten der Meditationspraxis sind dabei gar nicht so entscheidend. Wesentlich sind vielmehr die Absicht, feinfühliger und achtsamer zu werden, und gleichzeitig das Bestreben, einen Beitrag zum Wohlergehen auch unserer Mitmenschen und unseres Planeten zu leisten.

Untersuchungen haben ergeben, dass Menschen, die meditieren, ihre Gehirnaktivität messbar verändern können. Im normalen Wachbewusstsein arbeitet das Gehirn in sogenannten Betawellen, die etwa im Bereich von 15 bis 40 Hertz schwingen. Meditierende können ihren Gehirnrhythmus verlangsamen, was zu sogenannten Alphawellen führt, mit einer Frequenz von 8 bis 14 Hertz, oder zu Thetawellen, die noch langsamer schwingen, nämlich im Frequenzbereich von 4 bis 7 Hertz.

Hochinteressant ist in diesem Zusammenhang eine Untersuchung an tibetischen Mönchen, die auf Initiative des Dalai Lama durchgeführt wurde. Die Mönche, die schon von Kindheit an eine intensive Meditationspraxis betrieben, wurden aufgefordert, in der Meditation eine rückhaltlose Bereitschaft zu entwickeln, anderen zu helfen sowie den Wunsch, dass alle Lebewesen frei von Leiden sein mögen. Überraschenderweise zeigte sich nach einem vorübergehenden Absinken der Gehirnwellenfrequenz auf Alphawellenniveau ein starkes Ansteigen auf Frequenzen von 35 bis 70 Hertz (sogenannte Gammawellen), also auf ein Niveau hoher Gehirnaktivität. Darüber hinaus begannen sich nach und nach die Gehirnwellen des gesamten Gehirns zu synchronisieren, also im Gleichtakt zu schwingen. Man vermutet, dass eine solche Synchronisation das entscheidende Kriterium dafür ist, in einen höheren Bewusstseinszustand zu gelangen (siehe McTaggart 2007).

In nachfolgenden Untersuchungen, die in vielen Ländern durchgeführt wurden, fand man heraus, dass Heiler in verschiedenen Kulturen vor dem Heilen ihr Gehirn in gewisser Weise synchronisierten und vor allem die linke und rechte Gehirnhälfte intensiv miteinander verschalteten (siehe McTaggart 2007). Aus der modernen Gehirnphysiologie ist bekannt, dass das Gehirn sehr formbar ist, dass sich also bei Bedarf neue Verschaltungen bilden können und dass die Vorstellung des Gehirns als fest verdrahtete elektronische Maschine nicht mehr haltbar ist. Sara Lazar, eine Neurowissenschaftlerin am Massachusetts General Hospital, konnte zeigen, dass Menschen, die regelmäßig meditieren, ihre Gehirnstruktur damit dauerhaft verändern können (siehe McTaggart 2007).

Meditieren kann auf einfache Art erlernt werden. Es gibt zahlreiche Bücher und Kurse dazu. Wichtig dabei sind wiederum die positive Absicht und die regelmäßige Praxis. Auch in unseren Seminaren wird Meditation immer wieder praktiziert und angeleitet. Besonders hilfreich können auch geführte Meditationen sein, bei denen man einem vorgesprochenen Text folgen kann.

Entfalten, was in uns steckt:
die heilende Kraft der Kreativität

Kreativ sein bedeutet Heilung! Kreativität ist, so behaupte ich, ein Urbedürfnis jedes Menschen. Wenn in unserem Leben nicht genügend Raum ist für Kreativität, verkümmern wir und werden krank. Kreative Entfaltung ist in vielen Berufen möglich und sogar erwünscht, aber selbst dort, wo das nicht der Fall ist, lässt sie sich in den Alltag integrieren.

Im Sinne einer Heilkunst in fünf Dimensionen bedeutet Kreativität aber noch viel mehr, als nur »erfinderisch« zu sein. Die heilende Wirkung eines schöpferischen Prozesses erschließt sich erst dann, wenn wir es schaffen, uns vom Ergebnis unseres Tuns abzukoppeln: Es geht nicht darum, etwas besonders Gelungenes zu schaffen, sondern den Prozess des Schaffens »absichtslos« einfach geschehen zu lassen – Erlebnis statt Ergebnis.

Diese Art von Kreativität gelingt uns am ehesten dann, wenn wir auch von anderen Menschen völlig unbeobachtet und unbewertet sind: Dann können wir Musik machen, die niemandem gefallen muss, Bilder malen, die niemand schön finden und aufhängen soll, tanzen auf eine Weise, die nicht schön aussehen soll, sondern ein Gefühl des Freiseins vermittelt, usw. Dabei wird die Seele frei, der Körper entspannt, und die Gedanken werden ruhig. Schauen Sie nur einmal Kindern beim Spielen zu, wie sie völlig abgekoppelt von der realen Welt ihre eigenen Welten erfinden, in Phantasierollen schlüpfen, frei erfundene Dialoge führen usw., ohne auch nur einen Gedanken daran zu verschwenden, ein vorzeigbares Ergebnis zu produzieren! Das ist Kreativität, die gesund macht und gesund erhält.

In der Ausbildung zum spirituellen Gesundheitsberater spielen die kreativen Elemente eine große Rolle. Kreativität ist eine Reise nach innen, zu sich selbst. In unseren Seminaren erleben wir häufig, dass etwas, das ein Teilnehmer mit Worten oder Argumenten nicht ausdrücken kann, im frei gemalten Bild plötzlich ganz klar sichtbar wird. Im Sinne einer Rückmeldung fordern wir die anderen Teilnehmer oft auf, ihre Wahrnehmungen und Empfindungen (keine Bewertungen!) zu einem solchen Bild anonym auf einen Zettel zu schreiben. Diese Botschaften werden dann demjenigen übergeben, der das Bild geschaffen hat, was oft noch einmal ganz neue Perspektiven und Einsichten eröffnet.

Dies möchte ich Ihnen anhand eines Beispiels aus einer unserer Seminargruppen verdeutlichen.

Ein Teilnehmer malte spontan einen schwarzen Kasten mit vielen Menschen darum herum. Als Rückmeldung bekam er u.a. die Botschaft, das könnte so eine Art Kaaba (das geheimnisvolle Heiligtum des Islam in Mekka) sein, etwas werde vielleicht verhüllt oder liege im Verborgenen. Auf die Frage, ob aktuell etwas verheimlicht werde, konnte er zunächst nichts antworten, hatte aber vielleicht eine Ahnung und meldete sich zur immer wieder aufgeschobenen Vorsorgeuntersuchung an. Dabei kam heraus, dass er an einem bisher verborgen gebliebenen Darmtumor litt.

Über sich hinauswachsen: das erweiterte Bewusstsein

Die transzendente Dimension wäre nicht vollständig beschrieben ohne einige Anmerkungen zum Bewusstsein. Hier meine ich nicht die herkömmliche Bedeutung von Bewusstsein (im Gegensatz zur Bewusstlosigkeit), sondern die Möglichkeiten, unseren spirituellen Horizont zu erweitern durch Bewusstseinserweiterung. Dies kann geschehen durch meditative Praxis, durch psychedelische Drogen, gezielte Körperarbeit, Musik und vieles mehr. Ergebnis dieser Erweiterung ist eine Auflösung der bisherigen Grenzen von Raum und Zeit, ein Überschreiten dieser Grenzen in eine Welt der schrankenlosen Liebe und des uneingeschränkten Vertrauens. Stanislav Grof hat sein Buch hierüber »Das Abenteuer der Selbstentdeckung« betitelt (vgl. Grof 2009) und beschreibt darin Heilungsmöglichkeiten durch veränderte Bewusstseinszustände.

Es müssen aber nicht gleich Drogen sein, die wir zu Hilfe nehmen, um diesem Zustand näher zu kommen. Die oben beschriebene absichtslose Kreativität, das »Hinter-sich-Lassen« von störenden Gedanken und das Sich-Einlassen auf die »Leere«, von der viele Meister der östlichen Lehren immer wieder sprechen, helfen uns, in einen Zustand des »reinen Bewusstseins« zu kommen. Die Wirksamkeit der Quantenheilung beruht zum großen Teil auf dieser Fähigkeit. Kinslow (Kinslow 2010) und Bartlett haben diese Art des Heilens zu einer eigenen Technik weiterentwickelt, obwohl es sich im Grunde um nichts anderes als das Heilen mit der Kraft des Biophotonenfeldes, des reinen Bewusstseins und der wohlwollenden Absicht handelt.

Von den fünf Dimensionen der Quantenheilung folgt nun die eigentlich für uns selbstverständlichste: die stoffliche Dimension.

Die Kraft unseres Körpers:
die stoffliche Dimension

Die folgenden Fragen können Ihnen dabei helfen einzuschätzen, in welchem Maße die stoffliche Dimension in Ihrem Leben Raum findet und wo eventuell unerfüllte Bedürfnisse liegen:

* ★ Kann ich gut mit Zahlen umgehen?
* ★ Fühle ich mich in meinem Körper »zu Hause«?
* ★ Benutze ich im Alltag alle meine fünf Sinne?
* ★ Ist mein Geld im Fluss?
* ★ Habe ich zu manchen Themen fundiertes Sachwissen?
* ★ Ist Autofahren oder das Bedienen von Maschinen für mich selbstverständlich?
* ★ Nutze ich Computer, E-Mails, Handy, Internet usw.?

Die stoffliche Dimension ist den meisten von uns am vertrautesten – sicher auch deshalb, weil es in ihr um die konkret be»greif«bare Materie geht, die man sehen, tasten, schmecken, riechen und hören kann. Die stoffliche Dimension ist bei den meisten Menschen unseres Kulturkreises gut repräsentiert. Unsere Gesellschaft ist zu einem großen Teil auf materielle Ziele ausgerichtet; entsprechend haben Erziehung, Schule, Ausbildung und Berufsalltag sich vielfach lediglich nach materiellen Kriterien auszurichten. Auch unser westliches Medizinsystem arbeitet fast komplett in der stofflichen Dimension. Elemente der anderen Dimensionen, wie Psychotherapie, Kreativität, Intuition usw., sind bis heute immer noch nur Randerscheinungen.

Zur stofflichen Dimension gehört der physische Körper, so wie wir ihn mit unseren fünf Sinnen wahrnehmen können. Dies ist die Domäne der »Schulmedizin«, aber auch von Teilen der Naturheilverfahren. Chemie und Mechanik, die Welt der Mikroben, heilende Berührungen (Massage, Krankengymnastik), Chirurgie, Orthopädie, körperliche Untersuchungen, Laboruntersuchungen und vieles mehr gehören in die stoffliche Dimension.

Aus naturheilkundlicher Perspektive sind der Säure-Basen-Haushalt, die orthomolekulare Medizin, die Eigenbluttherapie, die Ozontherapie, die Entgiftung sowie die Pflanzenheilkunde der stofflichen Dimension zuzuordnen. Manche naturheilkundlichen Therapieformen können aber auch zwei oder gar drei Dimensionen zugeordnet werden, weil sie mehrdimensional wirken. Gerade pflanzliche Heilmittel entfalten ihre Wirkung nicht nur durch ihre chemisch analysierbaren Inhaltsstoffe, sondern auch durch die Struktur und die energetische Information, die sie in sich tragen. Damit gehören sie auch zur energetischen Dimension.

Stellvertretend für die stoffliche Dimension möchte ich Ihnen die Pflanzenheilkunde, die Homöopathie, die Entgiftung und die Eigenbluttherapie vorstellen. Mit diesen Therapieformen arbeitete ich in meiner Praxis für Allgemeinmedizin und Naturheilverfahren über zwanzig Jahre lang gut und gerne. Es sind Methoden, bei denen nicht mit schweren Nebenwirkungen zu rechnen ist, wenn die Vorgaben der Durchführung (Dosierungen usw.) eingehalten werden.

Seit Jahrtausenden bewährt: Pflanzenheilkunde

In der modernen westlichen Medizin führt die Pflanzenheilkunde zunehmend ein Schattendasein. Jahr für Jahr werden mehr Pflanzenheilmittel vom Markt genommen, weil es sich angeblich »nicht mehr lohnt«, sie herzustellen und zu vertreiben. Dass sich Pflanzenheilmittel nicht »rechnen«, liegt jedoch keineswegs an ihrer mangelnden Wirksamkeit, sondern vielmehr daran, dass die Pharmakonzerne in ihnen eine Konkurrenz zu ihren eigenen Produkten sehen. Da sich Pflanzen (noch!) nicht patentieren lassen und Pflanzenheilmittel meist viel billiger sind als chemische Arzneimittel, besteht auch viel weniger wirtschaftlicher Anreiz, solche Mittel zu erforschen, der Zulassungsprozedur zu unterwerfen und in Verkehr zu bringen. Dabei haben pflanzliche Mittel meist viel weniger Nebenwirkungen. Umso wichtiger ist es, dass die Pflanzenheilkunde gefördert, angewandt und gewürdigt wird.

Pflanzen standen den Menschen seit Anbeginn der Menschheitsgeschichte zur Verfügung und wurden auch schon immer zu therapeutischen Zwecken eingesetzt. Die Auswahl der Mittel erfolgte dabei entweder rein intuitiv oder auf der Basis von Erfahrungswerten, die von Generation zu Generation weitergegeben wurden. Auch Tiere nutzen übrigens instinktiv oder intuitiv Pflanzen, die für sie einen bestimmten Zweck erfüllen. So ist eine Vogelart bekannt, die sich ganz bestimmte Blätter ins Nest holt und dieses damit von Parasiten frei hält.

Im Laufe des letzten Jahrhunderts wurde die Erforschung der Heilpflanzen jedoch immer stärker im Sinne einer chemischen Analyse betrieben mit der Absicht, den jeweils wirksamen Inhaltsstoff zu identifizieren, zu extrahieren und zu konzentrieren und so als »reines« Arzneimittel verwendbar zu machen. Viele unserer heute verfügbaren chemischen Arzneimittel sind so entstanden, zum Beispiel das weltberühmte Aspirin (aus Weidenrinde), Digitalispräparate (aus Fingerhut) oder Atropin (aus Tollkirsche). Übersehen wurde allerdings, dass bei einer derartigen Vorgehensweise

zwar vielleicht Mittel mit stärkerer und besser berechenba-
rer Wirkung entstehen, aber auch mit einer anderen Wirkung, als sie die ursprüngliche Pflanze hatte.

Das Herauslösen einzelner Inhaltsstoffe aus der Pflanze
verändert den Gesamtzusammenhang der Wirkung. Dies
wird unmittelbar verständlich, wenn wir uns daran erin-
nern, dass nach den Erkenntnissen der modernen Physik
Materie und Information praktisch nicht unterscheidbar
sind. Ein isolierter Wirkstoff trägt sicherlich eine völlig
andere Information als das hochkompliziert geordnete und
strukturierte Gesamtgefüge der betreffenden Pflanze. So
kann es verständlicherweise nicht dieselbe Wirkung haben,
ob ich beispielsweise eine Tomate esse oder eine Tablette
mit Lycopin, dem Farbstoff der Tomate, einnehme.

Lassen Sie mich an dieser Stelle noch ein weiteres beein-
druckendes Beispiel anführen, von dem ich kürzlich erfuhr:
In der Traditionellen Chinesischen Medizin werden Kräuter-
mittel eingesetzt, meist eine spezielle Mischung von teilweise zehn oder mehr Kräutern. Die Wirkung dieser Mittel
konnte vielfach eindrucksvoll bewiesen werden. Eine spezielle Untersuchung nun widmete sich der Frage, welche der
Inhaltsstoffe besonders wichtig und welche möglicherweise
entbehrlich seien. Das Ergebnis war verblüffend: Wurde
auch nur eine einzige Pflanze aus der Mischung entfernt,
war die gesamte Mischung völlig wirkungslos – ein weiterer Beleg dafür, dass das Ganze mehr ist als die Summe
seiner Bestandteile.

Geradezu absurd erscheint es vor diesem Hintergrund,
dass in Deutschland der Gesetzgeber Vorschriften darüber
macht, wie viele Einzelbestandteile ein pflanzliches oder
homöopathisches Mittel maximal enthalten darf, um am
Markt zugelassen zu werden oder durch die Kassen erstat-

tungsfähig zu sein. Zahlreiche Hersteller von pflanzlichen und homöopathischen Medikamenten mussten sich in den letzten Jahren aus wirtschaftlichen Gründen diesem unsinnigen Diktat beugen und ihre sehr guten Arzneimittel »kaputt schrumpfen«. Dennoch sind pflanzliche Arzneimittel, schon wegen ihrer geringen Nebenwirkungen, immer noch eine gute Wahl.

In meiner täglichen Praxis setze ich deshalb, wo immer möglich, pflanzliche Präparate oder besser noch die ursprünglichen Heilpflanzen in ihrer Naturform ein, etwa als Tee oder Presssaft.

Dass Pflanzen nicht einfach eine Ansammlung von verschiedenen chemischen Substanzen darstellen, sondern hochentwickelte Lebewesen mit einer ganz speziellen Eigendynamik, dürfte eigentlich klar sein. Dass allerdings Pflanzen sogar eine gewisse »Intelligenz« besitzen und Botschaften sowohl senden als auch empfangen können, klingt sensationell und ist mit den bisherigen Erkenntnissen der Biologie nicht ohne weiteres zu erklären. Vieles über das Leben der Pflanzen haben wir bis heute nur in Ansätzen oder überhaupt nicht verstanden. Die Forschungen über »Das geheime Leben der Pflanzen« (so der Titel des 1973 erstmals erschienenen aufschlussreichen Bestsellers von Tompkins und Bird) sind allerdings schon beinahe 100 Jahre alt. Einiges konnte bereits damals aufgedeckt werden, anderes wird erst mit Hilfe der neuesten Physik erklärbar.

Es war der russische Arzt und Histologe Alexander Gurwitsch, der die im Kapitel über die Wissenschaftlichkeit der Schulmedizin (vgl. S. 28 ff.) schon einmal erwähnten Experimente an Pflanzen durchführte und dabei zu aufschlussreichen Ergebnissen kam. Gurwitsch stellte nämlich fest, dass zwei Pflanzen gegenseitig Informationen austauschen können. Neugierig geworden darauf, wie dies vonstattenging, nutzte er verschiedene Versuchsanordnungen, in denen die Pflanzen (er verwendete Zwiebeln) in unterschiedlicher Ausrichtung angeordnet waren. Gurwitsch konnte reproduzierbar zeigen, dass die eine Zwiebel die andere Zwiebel in ihrem Wachstum beeinflusste. Am größten war der Effekt, wenn die Spitze der einen Zwiebelwurzel seitlich auf die andere Zwiebel »zielte«.

Gurwitsch untersuchte weiter, ob sich der Effekt unterdrücken ließ, wenn zwischen die Zwiebeln eine Trennschicht gebracht wurde. Dabei fand er heraus, dass der Versuch auch dann funktionierte, wenn die beiden Zwiebeln durch Quarzglas getrennt waren, nicht aber, wenn sie durch normales Fensterglas getrennt waren. Quarzglas lässt aber im Gegensatz zu normalem Glas UV-Licht passieren. Gurwitsch schloss daraus, dass es Signale im UV- Bereich sein müssten, die die Pflanzen austauschten (siehe Tompkins 1973).

Ebenfalls bereits angesprochen wurden die Versuche von Cleve Backster aus den 1960er Jahren (siehe McTaggart 2007). Ihn interessierte die Wechselwirkung zwischen Mensch und Pflanze und dabei vor allem, ob Pflanzen durch Gedanken des Menschen zu beeinflussen wären. Mehr zufällig entdeckte er, dass Pflanzen ihr elektrisches Potenzial änderten, wenn eine in der Nähe befindliche Person bestimmte für die Pflanze nützliche oder schädliche Absichten hatte. Also nicht erst das Handeln wirkte sich auf die Pflanze aus, sondern bereits die Handlungsabsicht. Erneut scheint es die Information als solche zu sein, die wirkt, und nicht (nur) die physische Einwirkung. Erst etwa zwanzig Jahre nach Backsters Experimenten kamen Burkard Heim, Fritz-Albert Popp und Marco Bischof mit der Entdeckung der Biophotonen diesem Rätsel auf die Spur (vgl. S. 43 f., Bischof 2005).

Wir können demnach vermuten, dass die Wirkung pflanzlicher Mittel beim Menschen wahrscheinlich in erster Linie nicht durch ihre chemischen Bestandteile zu erklären ist, sondern viel stärker durch die in ihnen gespeicherten und von ihnen ausgesandten Informationen. Auch hier wird die Information durch Quanten übermittelt. Pflanzenheilkunde zähle ich deshalb ebenfalls zur Quantenheilkunst. Es wäre deshalb wünschenswert, wenn es uns gelänge, besonders das »alte« Wissen über Pflanzen und ihre Heilwirkungen wieder verstärkt in den medizinischen Alltag zu integrieren.

Zwei Beispiele aus der Praxis hierzu: Gegen Depressionen gibt es mittlerweile an die einhundert verschiedene chemische Mittel. Vergessen wird dabei aber oft, dass das gute alte Johanniskraut in ausreichend hoher Dosierung bei mittelgradigen Depressionen gleichwertige Ergebnisse liefert. Ähnlich ist es bei der Herzleistungsschwäche: Hier konnte gezeigt werden, dass für die leichtere Form der Herzinsuffizienz Weißdornpräparate eine durchaus attraktive Alternative zu den chemischen Mitteln darstellen.

Kleine Kugeln, große Wirkung: Homöopathie

Die vor ungefähr 200 Jahren von Samuel Hahnemann entwickelte Therapiemethode der Homöopathie findet zwar inzwischen in der Bevölkerung breiten Anklang, die Schulmedizin kann jedoch mit den Ideen und Theorien der Homöopathie bis zum heutigen Tage nicht so recht etwas anfangen. Der Grund dafür ist wohl einmal mehr, dass nach den Vorstellungen der früher etablierten Physik und

Chemie die Wirkung von homöopathischen Mitteln nicht schlüssig erklärt werden konnte. Warum sollte ein Mittel in höherer Verdünnung wirksamer sein als in geringerer? Und wie ist zu erklären, dass eine Extremverdünnung, in der statistisch überhaupt kein Wirkstoff mehr vorhanden sein kann, ausgerechnet eine besonders starke Wirkung haben soll?

Auch hier ist es die Quantenphysik, die dazu beiträgt, die Homöopathie verstehbar zu machen. Deshalb ist auch die Therapie mit homöopathischen Mitteln Quantenheilung. Ein weiterer Umstand, der die Homöopathie aus schulmedizinischer Sicht ungewohnt und problematisch erscheinen lässt, ist die Vielzahl verschiedener Mittel, die in ihrer Wirkung sehr unterschiedlich sind. Das stellt einige Ansprüche an die Auswahl des passenden Mittels und erfordert viel Erfahrung von Seiten des Arztes oder Heilpraktikers.

Homöopathische Arzneimittel werden »individualisiert« verabreicht, das heißt, sie müssen nicht nur zur Krankheit passen, sondern ganz besonders auch zu den »Eigenheiten« des jeweiligen Patienten. Deshalb sind Wirksamkeitsstudien nach den einschlägigen wissenschaftlichen Kriterien (beispielsweise Doppelblindstudien) für die Homöopathie kaum durchführbar.

Homöopathie ist folglich eine reine Erfahrungsheilkunde. Ihr unschlagbarer Vorteil besteht darin, dass sie keine echten Nebenwirkungen hat. Abgesehen von gelegentlichen sogenannten Erstverschlimmerungen, die der Heilung vorausgehen, können homöopathische Mittel in ausreichend hoher Potenz gar keine Nebenwirkungen haben. Falls ein nicht geeignetes, unpassendes Mittel angewendet wird, kann der Organismus mit dem Mittel nicht in Resonanz gehen und dessen Signal folglich auch nicht empfangen.

Die Auswahl des homöopathischen Mittels erfolgt nach der sogenannten Ähnlichkeitsregel: Man sucht nach dem Mittel, das bei einem Gesunden möglichst genau die Symptome hervorrufen würde, die der Kranke zeigt. Die Mittel und ihre Symptomenbilder sind in dicken Büchern bis ins kleinste Detail ausführlich beschrieben.

Auch der Homöopathie liegt das Prinzip der Informationsübertragung zugrunde: Die Information eines Heilmittels, also beispielsweise einer Pflanze, wird auf ein Lösungsmittel (meist Alkohol oder Wasser) übertragen. Danach kann die Information dann vom Lösungsmittel auf den Menschen übertragen werden.

Beides lässt sich mit Hilfe der modernen Physik zwanglos erklären. Die Informationsübertragung vom Wirkstoff auf das Lösungsmittel stellt man sich folgendermaßen vor: Der Wirkstoff gibt seine Information gewissermaßen als »Abdruck« an das Lösungsmittel weiter. Das Lösungsmittel wird dadurch zwar nicht chemisch verändert, jedoch in seiner informationellen Struktur. Die Aufprägung dieser Information wird umso stärker, je öfter und je intensiver die beiden Substanzen miteinander vermischt und geschüttelt werden. So erklärt sich auch, dass in der Homöopathie sogenannte Hochpotenzen stärker wirken als niedrig potenzierte Mittel.

Unter Potenzierung versteht man das stufenweise Verdünnen und intensive Verschütteln der Ausgangssubstanz. Jede Verdünnung auf ein Zehntel wird zum Beispiel mit dem Buchstaben D (Dezimal) und einer Zahl (Anzahl der Verdünnungsschritte) bezeichnet. So enthält etwa Arnica D6 von der Ausgangssubstanz nur noch $1/10 \times 10 \times 10 \times 10 \times 10 \times 10 = 1$ Millionstel der Ausgangssubstanz, ist aber durch die sechsmalige Verschüttelungsprozedur stärker und anders wirksam als etwa Arnica D2.

Die Quantenphysik hat ergeben, dass bei genauerem Hinsehen zwischen Materie und Information nicht unterschieden werden kann, folglich also auch nicht zwischen einer stofflichen und einer informationellen Wirkung. Mit der bloßen Vorstellung, in einem homöopathischen Arzneimittel seien pflanzliche Substanzen in Wasser gelöst, ist die Wirkung der Homöopathie nicht zu erklären. Wir sollten uns verabschieden von der Meinung, dass Wasser eine farblose Brühe sei, in der eventuell irgendetwas herumschwimmt oder auch nicht. Auch beschreibt die Formel H_2O lediglich das einfache chemische Grundgerüst von Wasser, jedoch noch lange nicht seine Eigenschaften und Fähigkeiten.

Bereits in den 1970er Jahren stolperte ich in einer Universitätsbibliothek zufällig über ein Buch mit dem schlichten Titel »Wasser« und immerhin etwa 800 Seiten. Ich vermute aber, dass auch dieses Buch zum Thema Wasser mehr neue Fragen aufgeworfen hat, als es beantworten konnte. Bis heute ist diese für uns selbstverständlichste aller Flüssigkeiten in ihren Wirkungen bei weitem nicht aufgeklärt. (Mit den anderen in der Homöopathie verwendeten Lösungsmitteln Ethanol und Milchzucker dürfte es nicht viel anders sein.)

Wasser ist wohl nicht nur ein lebloses, passives Lösungsmittel, sondern in gewisser Weise lebendig und hat ein »Gedächtnis« dafür, mit welchen anderen Substanzen es in Kontakt war. Jacques Benveniste (1935–2004), ein französischer Arzt und Nobelpreisträger, veröffentlichte hierzu eindrückliche (allerdings von anderen Forschern nicht anerkannte, weil nicht reproduzierbare) Untersuchungsergebnisse. Er fand heraus, dass in Wasser gelöste sogenannte Antigene über den Gedächtniseffekt des Wassers weiße Blutkörperchen beeinflussen konnten, selbst nachdem die

Antigene aus dem Wasser wieder entfernt worden waren. Benveniste selbst wusste, dass seine Experimente störanfällig waren. Es schien so zu sein, dass die elektromagnetische Signalübertragung durch »Störsignale« gehemmt werden konnte. So ist es auch zu erklären, dass seine Experimente (positive Gedanken) in Anwesenheit seiner Kritiker (negative Gedanken) nicht mehr funktionierten.

Dick Blasband und Fritz Albert Popp haben zur Kraft der positiven und negativen Gedanken weitere Experimente durchgeführt, mit dem (leider unangenehmen) Ergebnis, dass negative Gedanken eine größere Kraft haben als positive. Es würde zu weit führen, alle Details der Arbeiten von Benveniste und des darüber entbrannten Wissenschaftlerstreits zu schildern. Mehr dazu findet man zum Beispiel bei McTaggart 2007, S. 193 ff.

Offensichtlich hat Wasser einen irgendwie gearteten »siebten Sinn«. Wie sonst wäre zu erklären, dass Eiskristalle unterschiedlich regelmäßige oder unregelmäßige Muster ausbilden, je nachdem, welchen Gedanken einer Testperson das Wasser während des Gefrierens ausgesetzt war. Dass Wasser nicht, wie bisher angenommen, eine tote Substanz ist, belegen auch die bereits angesprochenen Experimente von Masaru Emoto (vgl. S. 42 f.).

Wirksamkeitsstudien zur Homöopathie existieren in großer Zahl mit den unterschiedlichsten Ergebnissen. Jedoch beginnt die Problematik schon damit, dass nicht klar ist, mit welcher Art von Studien man die Wirksamkeit homöopathischer Mittel überhaupt prüfen kann.

Die üblichen sogenannten Doppelblindstudien basieren auf der Annahme, dass es einen Unterschied geben muss zwischen der Wirksamkeit des Mittels in der einen (»Verum«-)Gruppe von Versuchspersonen und der Wirksamkeit eines wirkstofflosen Vergleichsmittels (Placebo) in einer Vergleichsgruppe. Beide Gruppen sollen in möglichst vielen Punkten (Alter, Geschlecht der Versuchspersonen usw.) übereinstimmen und möglichst groß sein, damit ein Unterschied in der Wirkung in den beiden Gruppen auch statistisch aussagekräftig (signifikant) ist. Außerdem sollen die Studien »doppelt blind« durchgeführt werden. Damit ist gemeint, dass während der Durchführung der Studie weder Patient noch Arzt wissen, wer ein wirksames und wer ein Vergleichsmedikament erhält. So soll jegliche Art von unbewusster oder bewusster »Beeinflussung« ausgeschlossen werden.

Mit Bezug auf die Homöopathie tun sich hier zwei Probleme auf, die die Forderung nach Doppelblindstudien ad absurdum führen: Die Auswahl eines wirksamen homöopathischen Mittels erfordert eine so starke Anpassung an die jeweiligen Eigenheiten des Patienten und die individuellen Details seiner Krankheit, dass es unmöglich ist, größere Gruppen von Patienten mit identischen Krankheitsdaten zu finden. Die Homöopathie ist eine individualisierte Therapieform, eine Doppelblindstudie erfordert aber gerade eine standardisierte Behandlung – ein unlösbarer Widerspruch.

Der zweite Grund, der gegen Doppelblindstudien spricht, geht noch viel tiefer. Ich habe bereits darauf hingewiesen, dass im Prozess der Heilung neben der stofflichen Wirkung immer auch eine Wirkung über andere Kanäle mit im Spiel ist, und zwar sehr stark auf der mentalen, gedanklichen Ebene im Sinne der Quantenheilung. Die Kraft des Bewusstseins und der Gedanken ist vermutlich so stark, dass sie oft das entscheidende Heilmittel ist, nicht das Arzneimittel selbst. Später werde ich darauf noch ausführlicher eingehen.

Auch die intuitive Dimension spielt eine große Rolle, angefangen bei der Arzneimittelauswahl durch den Behandler. Genau diese Kräfte nun in einer Studie auszuklammern (um möglichst »objektive« Ergebnisse zu erhalten) bedeutet, einen hohen Prozentsatz der Wirkung absichtlich außen vor zu lassen. Die Intuition oder die innere Haltung und Heilungsabsicht des Behandlers sind aber keine nebensächlichen, gar störenden Faktoren, die einfach eliminiert werden können.

Die sogenannte »Evidence-Based Medicine« (EBM), die sich allein auf »harte«, empirisch messbare Daten stützt, muss sich den Vorwurf machen lassen, Geist und Herz zu ignorieren. Was wir stattdessen brauchen, sind Studien, die genau diese Faktoren untersuchen: die Kraft des Geistes und der inneren Haltung des Behandlers sowie des Patienten selbst. So wären dann auch aussagekräftige Studien zur Homöopathie machbar.

Dass homöopathische Mittel wirken, habe ich in meiner Praxis tausendfach beobachten können. Ein kleines Beispiel mag das verdeutlichen:

Ein einjähriges Kind wurde in meine Sprechstunde gebracht, da es einen ziehenden (verkrampften) Husten hatte (spastische Bronchitis). Durch Abhören konnte die Engstellung der Bronchien bestätigt werden, das genaue Befragen der Mutter nach den Eigenheiten des Kindes und den genaueren Umständen der Erkrankung führte zur Wahl des homöopathischen Mittels Cuprum aceticum D6. Bereits nach einer Stunde rief mich die Mutter an und fragte, ob »da Cortison drin« sei, es seien nämlich alle Beschwerden verschwunden.

Ganz so glatt wie in diesem Fall läuft es natürlich nicht immer ...

Zur Durchführung einer homöopathischen Therapie braucht es einen erfahrenen und speziell ausgebildeten Therapeuten und vor allem: viel Zeit. Das jeweils richtige Mittel zu finden erfordert viel Wissen und Erfahrung. Eine praktikable Alternative für den Arztalltag ist die Verwendung von sogenannten Komplexmitteln, in denen mehrere Einzelmittel kombiniert sind, die eine ähnliche Wirkung haben können. Man erhöht auf diese Weise die Trefferquote, allerdings um den Preis einer etwas reduzierten Wirksamkeit.

Gut durchführbar und nebenwirkungsarm: Eigenbluttherapie

Als weiteres Beispiel für den Einsatz stofflich basierter Therapien möchte ich Ihnen die Eigenbluttherapie vorstellen. Seit über zwei Jahrzehnten ist sie Teil meiner Erfolgsgeschichte; zahlreichen Menschen hat sie bereits auf einfache, preiswerte Art geholfen. Obwohl dabei Blut, also ein materielles Heilmittel, eingesetzt wird, geht es dabei gar nicht so sehr um seinen stofflichen Gehalt, sondern mehr um seinen Informationsgehalt.

Die Eigenbluttherapie eignet sich hervorragend zur Behandlung von Krankheiten, bei denen eine Störung des Immunsystems vorliegt, also zum Beispiel Infektanfälligkeit, Allergien, chronische Infekte usw. Sie ist darüber hinaus leicht durchzuführen und nebenwirkungsarm. Was wollen wir mehr? Wissenschaftliche Wirksamkeitsbeweise vielleicht? Wie viele naturheilkundliche Methoden ist die Eigenbluttherapie nicht durch wissenschaftliche Forschung entstanden oder belegt, sondern gründet sich auf einen reichen Erfahrungsschatz von mittlerweile beinahe 100 Jahren. Durch die zunehmende Technisierung der Medizin in den vergangenen Jahrzehnten und ihre Reduzierung auf das wissenschaftlich Beweisbare trat die Eigenbluttherapie jedoch stark in den Hintergrund.

Erst in jüngster Zeit besinnt sich eine immer größer werdende Zahl von Ärzten und Therapeuten darauf, dass das wissenschaftlich Beweisbare längst nicht das Einzige ist, was sich zur Steigerung des menschlichen Wohlbefindens und der Gesundheit eignet. Der Mensch ist ein hochvernetztes, dynamisches System mit Tausenden von Einflussgrößen, die wechselseitig aufeinander einwirken. Ein solches System kann auch mit modernsten Wissenschaftsmethoden, etwa der Biochemie oder Biokybernetik, nie vollständig erfasst werden. Deshalb sind Überlieferung, Erfahrung, Intuition und der Mut, auch Unbewiesenes anzuwenden, wesentliche, unverzichtbare Säulen der Medizin. Bei der Eigenbluttherapie ist dies in besonderem Maße gerechtfertigt, da sie so gut wie keine Nebenwirkungen hat.

Es fehlt nicht an Ideen und Modellen, um die Wirkungsweise der Eigenbluttherapie zu erklären. Neben den lokalen Wirkungen bei der Injektionsbehandlung interessieren vor allem die sogenannten systemischen und allgemeinen Einflüsse auf den gesamten Organismus. Hierbei kann man zwei verschiedene Ebenen unterscheiden:

1. Die substanzielle Ebene: Außerhalb der Blutbahn wirkt das Blut wie ein Reizkörper, auf den der Organismus mit unspezifischen Antworten wie etwa einer Entzündung reagiert.

2. Die Informationsebene: Hier kommt die gleiche Vorstellung zum Tragen, die auch zur Erklärung der Homöopathie, Neuraltherapie, Akupunktur und anderer Therapieformen bekannt ist: Durch die Eigenbluttherapie wird dem Organismus eine spezielle Information präsentiert und der Körper gewissermaßen zur Arbeit aufgefordert, ähnlich einer Mahnung, die auf unserem Schreibtisch landet: »Setze dich bitte mit diesem unerledigten Thema auseinander!«

Wie wir mittlerweile wissen, enthält das Blut zahlreiche Botenstoffe, die Informationen über aktuelle und zurückliegende Krankheiten enthalten. Einige dieser Substanzen sind chemisch identifiziert worden, die meisten jedoch noch unbekannt. Ebendiese Botenstoffe, die eine Krankheit besser beschreiben und charakterisieren können als selbst das am besten passende homöopathische Mittel, werden bei der Eigenbluttherapie dem Körper präsentiert, um Heilkräfte gegen diese Krankheit zu aktivieren.

Je nach Krankheitsbild haben sich in der Praxis verschiedene Anwendungsformen der Eigenbluttherapie bewährt. Am geläufigsten ist die intramuskuläre Injektion von Eigenblut. Hierzu wird eine geringe Menge aus der Ellenbogenvene entnommen und anschließend sofort in den Gesäßmuskel gespritzt. Dadurch, dass das Blut jetzt nicht mehr im Gefäßsystem zirkuliert, sondern sich im Zwischenzellgewebe befindet, steht nicht mehr die Transportfunktion des Blutes im Vordergrund, sondern die energetische Qualität, mit der die Heilreaktion ausgelöst werden kann. Die Eigenblutspritze kann nach Bedarf mit weiteren biologischen Medikamenten zur Wirkungsverstärkung angereichert werden. Meist wird eine Spritzenserie verabreicht, zum Beispiel zehn Injektionen verteilt über fünf Wochen, wobei der Eigenblutanteil mit jeder Injektion erhöht wird.

Eine komplexere Form der Eigenbluttherapie ist die Behandlung mit potenziertem Eigenblut. Hierbei kommt man den Prinzipien der Homöopathie am nächsten. Aus einem Tropfen Blut wird nach homöopathischen Herstellungskriterien ein Arzneimittel hergestellt, das dann nicht nur ein »Simile« (ein »Ähnliches«) der Krankheit darstellt, sondern gewissermaßen ein »Identicum«, das heißt ein Arzneimittel, das alle Informationen über die vorliegende Krankheit enthält. Nach den Regeln der Homöopathie wählt man für akute Erkrankungen niedrige, für chronische Krankheiten eher hohe Potenzen.

Von der potenzierten Eigenbluttherapie profitieren vor allen Dingen Kinder, weil sie keine Angst vor Spritzen überwinden müssen. Das Mittel wird mit Alkohol oder Milchzucker hergestellt und dann eingenommen. Auch sprechen Kinder besonders gut auf eine homöopathische Behandlung an, weil meist noch wenige sogenannte Regulationsblockaden vorliegen, die das Ansprechen des Körpers auf feine Heilreize erschweren oder unmöglich machen würden.

Eine potenzierte Eigenbluttherapie habe ich bei einem achtjährigen Jungen durchgeführt, der an allergischem Asthma, verbunden mit allergischen Hautreaktionen, litt. Eine Behandlung mit Asthmaspray sowie diversen Tropfen und Inhalationslösungen konnte die Symptome lediglich lindern, nicht aber beseitigen. Als Erstes führte ich eine Untersuchung der Darmflora durch, um herauszufinden, ob durch fehlende Darmkeime das Immunsystem gestört war. Dies konnte auch bestätigt und mit mikrobiologischen Mitteln beseitigt werden. Hierzu musste der Junge über einen längeren Zeitraum Mittel einnehmen, die die entsprechenden Keime enthielten. Im nächsten Schritt wurde mit Hilfe der Elektroakupunktur, einem kinesiologischen Messverfahren, ermittelt, welche Nahrungsmittel für den Jungen unverträglich waren – sie wurden vorübergehend weggelassen. Gleichzeitig erfolgte eine potenzierte Eigenbluttherapie in sieben Stufen über ein halbes Jahr. Nach dieser Zeit konnten alle schulmedizinischen Asthmamittel abgesetzt werden. Nach weiteren sieben Monaten mikrobiologischer Therapie und gelegentlicher homöopathischer Behandlung kann der Junge mittlerweile als geheilt gelten.

Die Liste der Krankheiten, die mit Hilfe der Eigenblutttherapie behandelt werden können, ist lang. Im Wesentlichen sind es Erkrankungen, bei denen eine gestörte Reaktion des Immunsystems vorliegt. Das trifft zum Beispiel auf alle Menschen zu, die mit übermäßig häufig auftretenden Infektionskrankheiten zu kämpfen haben. Meist sind dies Kinder, speziell wenn mehrfach mit Antibiotika behandelt wurde: Dann hatte das Immunsystem keine Gelegenheit, mit verschiedenen Krankheitserregern umgehen zu lernen; darüber hinaus ist durch die Antibiotika meist die Darmflora zerstört. Hier bietet sich die potenzierte Eigenbluttherapie in Kombination mit einer mikrobiologischen Behandlung des Darms geradezu an.

Auch Krankheiten mit einer überschießenden Reaktion des Immunsystems sind ein Feld für die Eigenbluttherapie:

Neurodermitis, Heuschnupfen, Asthma, Nahrungsmittelallergien, Nesselsucht, um nur einige zu erwähnen.

Im Hintergrund steht bei solchen Erkrankungen das Thema der »Abgrenzung«: Lebende Substanz braucht eine Membran um sich herum, und die Kunst des Lebens besteht darin, die Durchlässigkeit dieser Membran so intelligent zu steuern, dass potenziell schädliche Stoffe nur nach draußen, aber nicht hineinkönnen und dass umgekehrt nützliche Stoffe oder Informationen hinein-, aber nicht hinauskönnen (mehr dazu auf S. 163 f.).

Die Durchlässigkeit der selektiv permeablen Membranen wird vom Immunsystem gesteuert. Damit wird verständlich, warum häufige Infektionskrankheiten und Allergien einen gemeinsamen Entstehungshintergrund haben. Im Falle der Infektanfälligkeit wird nicht genügend Abwehr aufgebaut, obwohl die Eindringlinge gefährlich sein können; im Falle der Allergien wird gegen völlig harmlose Stoffe eine unangemessen heftige Abwehrschlacht angezettelt. Interessanterweise sind sowohl die Infektanfälligkeit als auch die Allergie Krankheiten, die schulmedizinisch nicht geheilt, sondern lediglich durch Symptomunterdrückung gelindert werden können. Die Eigenblutbehandlung kann hier einen wesentlichen Beitrag in Richtung einer Heilung leisten und mit anderen Methoden (zum Beispiel mikrobiologischer Therapie) kombiniert werden.

Die Eigenblutbehandlung kann auch bei Autoimmunerkrankungen und Krebs eingesetzt werden, denn auch hier liegt eine – freilich deutlich ausgeprägtere – Fehlreaktion des Immunsystems vor. Bei den Autoimmunerkrankungen vermag der Körper nicht mehr zwischen körpereigenem und -fremden Gewebe zu unterscheiden und greift so körpereigenes Gewebe an. Bei bösartigen Tumoren ist das Immunsystem auf allen Ebenen so massiv gestört, dass es zu unkontrolliertem Zellwachstum sowie einer Entgleisung zahlreicher Enzym- und Regulationssysteme kommt und schließlich der Tod eintritt.

Entsprechend der Schwere des Krankheitsbilds ist eine Maximaltherapie auf allen Ebenen erforderlich unter Einbeziehung zum Beispiel von Ozon-Sauerstoff-Therapie, Mistel-, Thymus- und mikrobiologischer Therapie, Tumorverkleinerung durch geeignete Operationstechniken sowie psychosomatischer Therapie.

Manchmal lästig, aber hilfreich: Sport

Sport ist Mord, sagen besonders diejenigen Menschen, die nicht gerne Sport treiben. Alle Untersuchungen zur Wirkung von Sport belegen jedoch das genaue Gegenteil, einmal abgesehen von riskantem Extremsport. Sport fördert die Gesundheit – auch bei Menschen, die nicht übergewichtig sind. Da fast die Hälfte unserer Körpermasse zum Bewegungsapparat zählt, verwundert es nicht, dass dieser Teil unseres Körpers auch benutzt und bewegt werden will.

Die Vorteile, die Sport mit sich bringt, sind hinreichend bekannt, ich möchte deshalb nur kurz einige davon aufzählen: Verbesserung der Durchblutung, Herztraining, Gleichgewichtstraining, Aktivierung der Atmung und des Stoffwechsels, Verbesserung kognitiver (Denk-)Leistungen, größere psychische Ausgeglichenheit, Abbau von Anspannung und Aggressionen, Normalisierung von Blutdruck und Cholesterin. Wenn das keine lohnende Maßnahme ist!

Dennoch tun sich viele von uns oft schwer, auf ausreichende körperliche Bewegung zu achten. Es ist dasselbe wie mit der Ernährung: Das Wissen alleine reicht oft nicht, um die inneren Hemmnisse und »Schadprogramme« zu überwinden. Deshalb macht es Sinn, sich zunächst in den anderen Dimensionen auf die Suche nach diesen Hemmnissen zu begeben und sie zu beseitigen.

Diejenigen, die bereits Sport treiben, schütten wiederum gelegentlich leider das Kind mit dem Bade aus, indem sie anstatt zu entspannen im Sport einen neuen Ehrgeiz aufbauen und »Leistung« bringen wollen. Der ganze Sinn beispielsweise des gesunden und entspannenden Radfahrens ist dahin, wenn sich etwa ein gestresster Manager nach der Arbeit auf das Mountainbike setzt, um eben noch schnell seine persönliche Bestmarke oder den Kollegen zu überbieten, und mit Entfernungs-, Höhen- und Pulsmesser bewaffnet seinen Alltagsstress fortsetzt, anstatt ihn abzubauen!

Nachdem wir nun vier der fünf Dimensionen des Heilens näher kennengelernt haben, bleibt im letzten Schritt noch die fünfte, die energetische Dimension. Langfristige Gesundheit kann nur entstehen, wenn in allen fünf Dimensionen die »Hausaufgaben« gemacht, sprich: Ungleichgewichte beseitigt werden und eine Harmonie aller Dimensionen wiederhergestellt wird.

Die Kraft der Gefühle: die energetische Dimension

Die folgenden Fragen können Ihnen dabei helfen einzuschätzen, in welchem Maße die energetische Dimension in Ihrem Leben Raum findet und wo eventuell unerfüllte Bedürfnisse liegen:

* Kann ich meine Emotionen frei fließen lassen?
* Lache und weine ich gelegentlich?
* Bin ich feinfühlig?
* Pflege ich die Beziehungen zu meinen Mitmenschen?
* Halte ich Fernwirkungen zwischen Menschen für reell?

Die energetische Dimension beinhaltet, grob gesagt, all das, was durch die bekannten elektromagnetischen Felder vermittelt und erklärt werden kann. Darüber hinaus ist die Welt der Gefühle (in erster Linie Freude, Trauer, Wut, Schmerz) der energetischen Dimension zuzuordnen, folgerichtig sind es auch die Therapieansätze, die mit Gefühlen arbeiten (zum Beispiel Bonding nach Dan Casriel).

Zur energetischen Dimension gehören Behandlungsformen wie Kinesiologie, Vegatest, die Lachtherapie, Untersuchungsmethoden mit Ultraschall, Röntgen, Kernspintomographie, Thermographie, aber auch Akupunktur, Neuraltherapie, Fußreflexzonentherapie, Kraniosakraltherapie, die Fernwirkungen über Biophotonen und das Thema der Aura mit allen seinen Möglichkeiten.

Näher vorstellen möchte ich im Folgenden die Geist- und Fernheilung, das Heilen mit den Händen, durch Entsäuerung und durch eine Umstellung der Ernährung.

Was Bewusstsein bewirken kann: Geist- und Fernheilung

Immer wieder hören wir, dass Menschen sich von einem Heiler behandeln lassen, ohne diesen tatsächlich auch körperlich aufzusuchen. Für uns »Westler« ist so etwas zunächst einmal schwer nachvollziehbar. Es liegt auf der Hand, dass es hier nicht um eine »Behandlung« im wörtlichen Sinne (etwa durch Operationen, Akupunktur usw.) oder eine Verabreichung von Medikamenten im stofflichen Sinne (in Form von Tabletten, Infusionen etc.) gehen kann.

Nach dem bisher Gesagten ist die Fernheilung zumindest auf den zweiten Blick nicht mehr ganz so unverständlich. Wir haben erfahren, dass lebende Systeme untereinander in ständigem Informationsaustausch stehen. Dieser Informationsaustausch findet im Wesentlichen durch die Biophotonenstrahlung statt. Da es sich dabei um elektromagnetische Wellen handelt, breitet sich die Information mit Lichtgeschwindigkeit aus.

Wir haben ferner gesehen, dass Gedanken mit Lichtgeschwindigkeit von einem Menschen auf einen anderen übertragbar sind. Von dort ist es kein großer Schritt mehr zu der Vorstellung, dass heilende »Energie« in Form von Gedanken oder anderen Impulsen auch über größere Entfernungen von einem Menschen auf einen anderen übertragbar sind. Auch hier also geht es wieder um »Quantenheilung«. Ich möchte in diesem Zusammenhang noch einmal auf das PEAR-Experiment der Universität von Princeton (vgl. S. 39 f.) zurückkommen. In Tausenden (!) Untersuchungen konnte gezeigt werden, dass mit Gedanken sogar Maschinen beeinflusst werden können. Je nach Versuchsanordnung ist der Einfluss auf einen Zufallsgenerator stärker oder schwächer ausgeprägt. Den stärksten Einfluss übrigens können verliebte Paare ausüben, wohingegen ein verbissenes Erzwingen-Wollen nichts bewirkt.

Diese Effekte waren Physikern schon in der ersten Hälfte des 20. Jahrhunderts aufgefallen, allerdings in anderem Zusammenhang. Man hatte herausgefunden und eingestehen müssen, dass die Ergebnisse von kernphysikalischen Experimenten davon abhängen, welches Ergebnis der Experimentator erwartet. Für unseren »Zweck«, nämlich geistige

Heilmethoden erklärbar zu machen, ist dies natürlich eine gute Nachricht, zumal sie von Kernphysikern kommt, die im Allgemeinen als Inbegriff der Sachlichkeit gelten. Wenn wir also freudig erwarten, dass eine Person gesund wird, erhöhen wir allein damit die Chance, dass dies tatsächlich geschieht.

Für die Physiker selbst jedoch stellt diese Erkenntnis schlichtweg eine Katastrophe dar, denn sie beinhaltet, dass es objektive Messungen im bis dahin geglaubten Sinne überhaupt nicht geben kann. Sobald ich etwas messe, bringe ich mich als Subjekt in die Messung mit ein und beeinflusse sie. Genau das ist es, was man in der Medizin den Placeboeffekt nennt: Durch die schlichte Anwesenheit des Therapeuten oder durch seine Gedanken an den Heileffekt einer Methode beeinflusst er den Heilungsprozess und damit auch die Messergebnisse.

Ungeachtet des konkreten Nutzens, den wir durch die Arbeiten der Grundlagenwissenschaftler erfahren haben, bleibt uns nichts anderes übrig, als uns von der Vorstellung zu verabschieden, dass sich alle Vorgänge auf dieser Welt in sachlich-naturwissenschaftlichen Kategorien beschreiben und erklären lassen. Umso mehr gilt das für die belebte Natur, die uns bis heute in vielen Teilen ein Rätsel geblieben ist. Schon auf die Frage »Was ist Leben?« würden Sie von dreißig Naturwissenschaftlern dreißig verschiedene Antworten bekommen, und wahrscheinlich wäre keine von diesen dreißig Antworten vollkommen richtig und umfassend.

Der Kardiologe Randolph Byrd, ein emeritierter Professor der Universität von Kalifornien, hat die Wirkung von Fernheilung auf Herzpatienten untersucht (McTaggart 2007). Er führte eine zehnmonatige Studie der medizinischen Fallgeschichten von Patienten durch, die während dieser Zeit wegen Herzerkrankungen im San Francisco General Hospital aufgenommen wurden.

Byrd bildete eine Gruppe von Experimentatoren, die sich nicht aus bekannten Heilern, sondern aus gewöhnlichen Menschen zusammensetzte, deren einzige Besonderheit darin bestand, dass sie in einer der umliegenden Kirchengemeinden regelmäßig zu beten pflegten. Die ausgewählten Personen wurden ermuntert, dies auch für eine Gruppe von 192 Kranken zu tun; weitere 210 Patienten, für die im Rahmen dieses Experimentes niemand betete, bildeten die Kontrollgruppe.

Dieses Experiment fand unter strengen Kontrollbedingungen statt: Die Auswahl der Patienten erfolgte nach dem Zufallsprinzip, die Untersuchung selbst nach dem Doppelblind-Prinzip. Weder Ärzte oder Schwestern noch die Patienten selbst wussten also, welcher Patient zu welcher Gruppe gehörte. Die Experimentatoren erhielten den Namen der Patienten sowie einige Informationen über die Art ihrer Herzerkrankung und wurden aufgefordert, jeden Tag für sie zu beten. Sie erhielten keine weiteren Auskünfte. Da jeder Experimentator für mehrere Patienten beten konnte, hatte jeder Patient fünf bis sieben Menschen, die für ihn beteten.

Die Ergebnisse waren statistisch signifikant. Es zeigte sich, dass die Patientengruppe, für die gebetet wurde, im Vergleich zur Kontrollgruppe während der zehnmonatigen Beobachtungszeit nur ein Fünftel der Antibiotika benötigte (drei gegenüber sechzehn Patienten in der Kontrollgruppe), sechsmal seltener an einem Lungenödem (Wasserlunge) erkrankte (drei gegenüber achtzehn Patienten) und dass in keinem einzigen Fall künstliche Beatmung erforderlich war (während zwölf Patienten in der Kontrollgruppe beatmet werden mussten). Quantenheilung durch Beten! Ob dabei »Gott« oder die Betenden den entscheidenden Vorteil gebracht haben, sei dahingestellt.

Entsprechend gab es auch in der »Gebetsgruppe« weniger Todesfälle als in der Kontrollgruppe (obwohl dieses Ergebnis statistisch nicht signifikant war). Weder die Entfernung zwischen den Patienten und denjenigen, die für sie beteten, noch die Art des Betens machten irgendeinen Unterschied bei den Ergebnissen. Der entscheidende Faktor war konzentriertes und wiederholtes Beten, unabhängig davon, an wen das Gebet gerichtet war und wo die Gebete abgehalten wurden. Es macht offensichtlich auch keinen Unterschied, ob der Patient räumlich anwesend (Geistheilung) oder weit entfernt ist (Fernheilung). Wirksam sind das Bewusstsein und die Absicht, gleich ob direkt von Mensch zu Mensch oder über räumliche Distanz.

Aus dem Ungleichgewicht in die Balance: Entsäuerung

Nicht nur der Wald leidet unter saurem Regen. Auch das Wohlbefinden des Menschen hängt davon ab, dass das Milieu, das ihn umgibt und im Inneren seines Körpers herrscht, ungestört ist. In der stofflichen Dimension heißt das, dass Säuren und Basen im Gleichgewicht sein müssen, um das reibungslose Funktionieren körperlicher Abläufe zu gewährleisten. In der energetischen Dimension sind es die Themen »sauer sein«, also nicht gezeigte Wut mit sich herumtragen, und »süßlich sein«, also auf alles unangemessen freundlich reagieren. Auch hier braucht es die Balance, um gesund zu werden und zu bleiben.

Übersäuerung und Entsäuerung können sich in mehreren Dimensionen abspielen: in der intuitiven, in der stofflichen und in der energetischen Dimension. Schauen wir uns zunächst die physisch-materiellen Aspekte an.

Der Organismus ist für ein einwandfreies Funktionieren auf ein ausgeglichenes Milieu angewiesen. Ein wesentlicher Faktor hierbei ist der sogenannte pH-Wert, der angibt, ob das Milieu sauer (pH-Wert unter 7) oder basisch (pH-Wert über 7) ist. Alle chemischen, besonders aber die Enzymreaktionen laufen nur bei einem optimalen pH-Wert ab. Das Optimum kann von Körperteil zu Körperteil unterschiedlich sein. So ist etwa im Magen ein stark saures Milieu (pH-Wert ca. 2), in der Bauchspeicheldrüse jedoch ein stark alkalisches Milieu (pH-Wert 10) erforderlich. Im Alltag wird dieses Gleichgewicht oft gestört. Störfaktoren können sein:

* ungesunde Ernährung mit zu viel tierischem Eiweiß und zu wenig oder degenerierter pflanzlicher Nahrung,
* unzureichende Ausscheidung von Säure über die Nieren,
* unzureichende Ausscheidung von Kohlensäure über die Lungen,
* unzureichendes Schwitzen,
* Stress, Hektik,
* unzureichende Darmfunktion,
* unzureichende Leberfunktion.

Um das Säure-Basen-Gleichgewicht auch bei Störeinflüssen möglichst optimal zu halten, verfügt unser Körper über verschiedene Ausgleichssysteme und kann beispielsweise überflüssige Säure abpuffern. Das Puffern funktioniert jedoch nur eine Zeitlang. Irgendwann, besonders bei ständiger Belastung in die saure Richtung, sind die Puffersubstanzen aufgebraucht, und es entsteht eine Übersäuerung.

Man spricht auch von einer latenten Acidose, solange noch keine schwere Symptome aufgetreten sind.

Für einen ausgeglichen Säure-Basen-Haushalt sind zwei Gesichtspunkte von besonderer Bedeutung. In der stofflichen Dimension ist es die Ernährung. Ohne gute, gesunde, naturbelassene, schadstoffarme Ernährung geht es nicht, zumindest nicht langfristig. Die Grundregeln für gesunde Ernährung lauten:

* viel von der Pflanze,
* wenig vom Tier,
* viel Frisches, Rohes, Unbehandeltes,
* wenig Zucker,
* wenig Schadstoffe (durch Bevorzugung von Produkten aus biologischem Anbau).

Interessanterweise gehört Obst, und sogar die (oft sauren) Zitrusfrüchte, zu den erwünschten Nahrungsmitteln, die nicht sauer machen, sondern dem Körper sogar beim Entsäuern helfen. Dagegen macht Süßes sauer! Fleisch, dessen Eiweiß aus Aminosäuren besteht, ist der stärkste Säurelieferant und sollte deshalb auf unserem Speisezettel eine Nebenrolle spielen.

In der mentalen Dimension ist die Pflege unserer Beziehungen ein weiterer wichtiger Faktor, der den Säure-Basen-Haushalt beeinflusst. »Sauer« sind wir in der Regel in Beziehungen, die gestört sind und in denen Argwohn, Neid, Konkurrenz, Groll usw. den Alltag beherrschen. Dabei bezeichnet »sauer sein« typischerweise einen Gefühlszustand, in dem Ärger, Wut, Zorn vorherrschen, diese Gefühle aber nicht geäußert, sondern nach innen gedrückt werden, wo sie nicht frei fließen können. Meist steckt dahinter die unterschwellige Angst, das betreffende Gefühl zu zeigen und sich dadurch angreifbar zu machen.

Auch wenn es uns nicht passt: Die Gefühle auszudrücken, zu bearbeiten und auf diese Weise zu befreien ist langfristig der einzige Weg der Lösung. Dies geht auch, ohne den anderen zu verletzen (zum Beispiel, indem wir uns jede Art von Beschimpfung sparen und stattdessen etwa sagen: »Ich habe solch eine Wut!«). Hilfreich können auch Bachblüten sein, insbesondere Holly (Stechpalme), Cherry Plum (Kirschpflaume), Centaury (Tausendgüldenkraut) oder Pine (Kiefer). Diese Blütenessenzen können zu einer Harmonisierung innerer Befindlichkeiten beitragen.

Kommen wir zurück zur körperlichen, stofflichen Übersäuerung. Man kann sie mit einfachen Mitteln messen. Am einfachsten geht es mit pH-Teststreifen, die in jeder Apotheke erhältlich sind und mit denen man den pH-Wert des Urins misst. Der wichtigste Messwert wird morgens früh genommen, beim ersten Wasserlassen. Werte um 6,5–7 sind in Ordnung, Werte zwischen 6 und 6,5 zeigen bereits eine Übersäuerung an. Werte unter 6 sollten Anlass geben, den Säure-Basen-Haushalt auf allen Ebenen zurück in die Balance zu bringen.

Noch genauer können wir eine Übersäuerung mit einem Urinbelastungstest messen: Nach dem ersten Messen morgens wird ein Teelöffel bis ein Esslöffel basisches Natriumbicarbonat (erhältlich zum Beispiel als Kaisernatron) in Wasser aufgelöst und getrunken. Danach sollte man möglichst über vier bis fünf Stunden stündlich den Urin-pH-Wert messen und die Werte aufschreiben. Steigt der pH-

Wert innerhalb der nächsten zwei Stunden um mehr als 1,5 Punkte, liegt keine Acidose vor. Bleibt er mehr oder weniger (+/– 0,5) gleich, liegt eine Übersäuerung vor: dann benötigt der Körper das basische Substrat dringend und gibt es nicht mehr über die Nieren her.

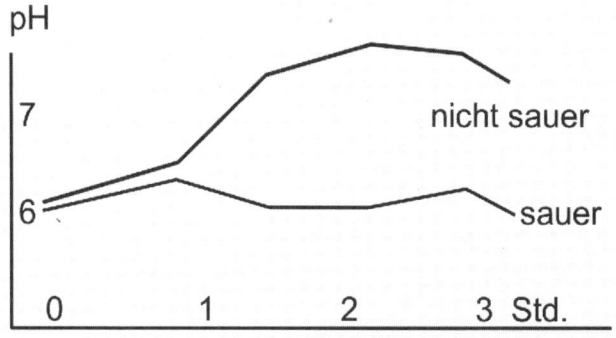

Anstieg innerh. 3 Std. > 1,5 = kein Basendefizit

Urin-Belastungstest mit 1 EL Bicarbonat

Zur Behandlung der Übersäuerung ist es natürlich in erster Linie erforderlich, nach den Ursachen zu suchen und diese, wenn möglich, zu beseitigen. Einschlägige Maßnahmen dazu sind:

★ viel Bewegung an frischer Luft, damit über die Lungen Kohlensäure ausgeatmet werden kann,
★ gesunde Ernährung gemäß den oben genannten Kriterien,
★ gesunde Beziehungen herstellen und damit
★ Stress abbauen,
★ fühlen und spüren, d. h. Gefühle wie Wut, Schmerz, Freude, Liebe fließen lassen,

★ Vertrauen in die eigenen Seelenimpulse aufbauen, d.h. den eigenen, inneren Impulsen vertrauen und folgen,
★ Jammern und Kritiksucht stoppen und stattdessen die Gedanken in Richtung Vertrauen lenken.

Unterstützend können vorübergehend auch basische Mineralstoffpräparate eingenommen werden. Dabei sollte man sich jedoch darüber im Klaren sein, dass diese Unterstützung des Säure-Basen-Haushalts nur dann Sinn macht, wenn die Ursachen der Übersäuerung beseitigt werden können. Geeignet sind beispielsweise Basica® Pulver oder Alkala N® Pulver. Eine kompetente Entsäuerungstherapie gehört in die Hände eines erfahrenen Therapeuten, die Vorsorge gegen Übersäuerung in die Hände jedes Einzelnen!

Be»hand«lung wirkt: heilende Hände

Von der berühmten Familientherapeutin Virginia Satir ist das Wort überliefert: »Wir brauchen vier Umarmungen pro Tag, um zu überleben, acht zur Erhaltung und zwölf zum Wachsen.« Berührungen tragen nicht nur zum stabilen Funktionieren unseres Immunsystems bei und stärken unser Selbstbewusstsein. Durch unsere Hände sind wir auch in der Lage, heilende Energie auf andere Menschen zu übertragen.

Im Umgang mit Kindern haben wir noch instinktiv den Impuls zur körperlichen Berührung und wollen sie auf den Arm nehmen oder streicheln. Viel mehr als in früheren Zeiten allerdings wird heute schon von Babys erwartet, dass sie »für sich« sein können: Sie werden in eigene Bettchen gelegt, in Tragetaschen, Wippen, Kinderwagen und sonstigen Hightech-Geräten transportiert und »aufbewahrt«, als wären sie eine Art kostbares Frachtgut. Der unmittelbare Hautkontakt bleibt dabei jedoch auf der Strecke. Wie wohltuend ist dagegen der Anblick von afrikanischen Müttern, die ihre Kleinkinder viele Stunden des Tages eng am Körper tragen. Diese Kinder sind dann erfahrungsgemäß auch selten unzufrieden und schreien kaum.

Im Erwachsenenleben spielt in unserer Kultur die Körperberührung nur eine sehr untergeordnete Rolle. Mehr als ein Handschlag ist meist nicht »drin«. Handy, Fax, E-Mail & Co. sorgen dafür, dass wir uns nicht einmal mehr treffen müssen. Ich kenne Familien, in denen sich die Mitglieder nicht umarmen oder gar küssen und streicheln.

Besonders »berührungsarm« sind leider Männer untereinander. Ergibt sich zwischen ihnen doch einmal eine »versehentliche« Umarmung, ist sie nahezu ausnahmslos mit einem kräftigen Schlag auf die Schulter gepaart – alles andere könnte ja als »schwul« oder verweichlicht interpretiert werden. Dabei belegen zahlreiche Forschungsarbeiten die Bedeutung des Körperkontakts. Wie schon am Beispiel von Frühgeborenen berichtet, lässt sich die Wirkung des Streichelns auf einen Heilungsvorgang direkt messen.

Es gibt aber noch eine ganz andere Dimension des Berührens, die international auch als »touching health« (Heilen durch Berührung) bezeichnet wird. Hier geht es um das Übertragen heilender Energie durch die Hände. Dass es Menschen gibt, die dazu in besonderer Weise befähigt sind, steht außer Zweifel, und fast täglich können wir Erfahrungsberichte lesen oder hören, die dies bestätigen. Offensichtlich kann durch die Hände eine Art Energie vom »Heiler« zum Patienten fließen, die sich positiv auf dessen Gesundheit auswirkt.

Welcher Art diese Energie ist, ist erst in Ansätzen verstanden. Vieles deutet darauf hin, dass es sich um elektromagnetische Quantenfelder handelt, über die bestimmte Informationen übertragen werden. Auch das Behandeln mit den Händen ist demnach Quantenheilung.

Dass das elektromagnetische Feld des Menschen durch seine Gedanken und Absichten stark beeinflussbar ist, haben wir bereits gesehen. Da es sich darüber hinaus um eines der bekannten physikalischen Felder handelt, sind auch entsprechende Messungen möglich und vielfach durchgeführt worden, zum Beispiel durch Kirlianfotografie. Auch für die Wirksamkeit von heilender Berührung spielt die Absicht des Behandlers eine entscheidende Rolle.

Ohne Wohlwollen und Zugewandtheit ist Heilen mit den Händen nicht möglich – übrigens hielt schon Paracelsus die Liebe für die wirksamste Arznei. Noch etwas ist interessant und ermutigend: Die Fähigkeit, mit den Händen zu heilen, lässt sich trainieren und ist nicht etwa angeboren oder an irgendeine religiöse »Übersinnlichkeit« gebunden. So wie sich die Gehirnstruktur durch regelmäßiges Meditieren dauerhaft verändern lässt, können wir auch das Heilen mit den Händen durch häufiges Üben und durch die ehrliche Absicht, einem Menschen wirklich zu helfen, erlernen und perfektionieren.

Ich vermute, dass ein nicht unerheblicher Teil der Wirkung von Therapieformen, bei denen der Patient angefasst wird, wie Massage, manuelle Therapie, Lymphdrainage usw., auf die Heilwirkung der Hände zurückzuführen ist. Auch in meiner täglichen Arbeit versuche ich immer wieder, schon beim Untersuchen des Patienten und später bei der Be»hand«lung mit meinen Händen helfend und heilend Einfluss zu nehmen. Allerdings war dies in einer hektischen

Kassenpraxis nicht immer einfach umzusetzen. Die Vorschriften, welche Krankheit mit welchen (meist Arznei-)Mitteln zu behandeln ist, und der Zwang, durch kurze Kontaktzeiten mit den Patienten den Umsatz zu sichern, nehmen spürbar zu und lassen für Touching Health kaum Zeit.

Grundlage jeder Heilung: die richtige Ernährung

Über Ernährung ist viel, vielleicht schon zu viel geschrieben und geredet worden. Dennoch komme ich nicht umhin, einige Aspekte dieses Themas anzusprechen, die oft zu kurz kommen.

Das Thema Ernährung ist natürlich primär der stofflichen Dimension zugeordnet, gehört aber auch in die energetische Dimension, weil es nicht nur auf die stoffliche Zusammensetzung unserer Nahrungsmittel ankommt, sondern sehr stark auch auf deren Informationsgehalt.

Die Ernährung gehört zu den unverzichtbaren Grundpfeilern unseres Daseins. Ohne Nahrung können wir ebenso wenig überleben wie ohne Licht, Wasser und menschliche Zuwendung. Wie zentral die Ernährung ist, lässt sich bereits daran ablesen, dass die Kontaktfläche des Körpers, die mit Nahrungsmitteln in Berührung kommt, sehr groß ist. Während etwa für das Schwitzen und die Aufnahme von UV-Strahlen eine Hautoberfläche von 1,2 m² und für den Gasaustausch die Lungenbläschen mit einer Fläche von ca. 10 m² ausreichen, beträgt die Reaktionsfläche des Darms mit der Nahrung 400 m² (die Größe eines Tennisplatzes!).

Die Qualität der Nahrung ist dabei von ganz entscheidender Bedeutung für das Funktionieren, das heißt das Gesundbleiben des Organismus. Von daher erklärt sich auch, dass die Medizin sich schon immer intensiv mit der Ernährung beschäftigt hat. Fehlernährung als Krankheitsfaktor ist ein Dauerthema.

Mittlerweile hat sich allerdings ein entscheidender Wandel vollzogen. Während in früheren Zeiten Fehlernährung meist durch Armut und fehlende Sachkenntnis bedingt war, sind in der westlichen Welt diese beiden Faktoren kaum noch von Bedeutung. Fast alle Menschen in Mitteleuropa verfügen über genügend Geld, um sich gesund zu ernähren. Auch das Wissen um gesunde Ernährung ist breit gestreut und überall abrufbar. Doch obwohl beispielsweise jeder zweite Todesfall an Herz-Kreislauf-Erkrankungen durch ausreichende Versorgung mit Vitaminen und Mineralstoffen vermieden werden könnte, sind Fehlernährung und Übergewicht Erscheinungen von beinahe seuchenartigem Ausmaß. 30 Prozent der deutschen Bevölkerung sind übergewichtig.

Das Ausmaß der Fehlernährung ist zahlenmäßig nur schwer anzugeben. Einige Eckwerte lassen jedoch Schlimmes befürchten. Pro Kopf und Jahr werden in Deutschland konsumiert: 85 Kilogramm Zucker, 700 Tassen Kaffee, 10 Liter reiner Alkohol. Die Nahrungs- und Genussmittelindustrie, die mehrheitlich Lebensmittel in ungesunde Industrieprodukte umwandelt, macht Jahresumsätze in Milliardenhöhe. Welcher gesamtwirtschaftliche Schaden durch Fehlernährung entsteht, ist kaum abzuschätzen.

Dabei mache ich immer wieder die Erfahrung, dass durchaus bekannt ist, welche Nahrungsmittel gesund sind und welche nicht. Die meisten Menschen wissen auch, wie man sein Idealgewicht aus der Körpergröße berechnet und was der Body-Mass-Index (BMI) ist. Dennoch gelingt es vielen von uns nicht, ein offensichtliches »Schadprogramm« in ein

»Heilprogramm« umzukehren, ähnlich wie bei fehlender körperlicher Aktivität.

Obwohl wir genau wissen, dass ein bestimmtes Verhalten uns schadet, setzen wir es fort. Dieses Phänomen finden wir nicht nur bei der Ernährung, sondern in vielen anderen Lebensbereichen: Rauchen, Alkoholkonsum, Zerstörung von Umwelt und Beziehungen, Rüstung. Diese zerstörerischen Muster haben Suchtcharakter: Ich will »eigentlich« anders, aber ich kann (noch) nicht. Das größte Wissen, die besten Informationen nutzen nichts, solange nicht herausgefunden wird, wo die eigentlichen Wurzeln des »Schadprogramms« liegen.

Meist gründen sie tief, mitunter in längst vergangenen Erlebnissen. Sich selbst mutwillig Schaden zufügen, und das dauerhaft, kann eigentlich nur, wer verlernt hat, sich selbst zu lieben und wertzuschätzen.

Wenn man bedenkt, dass Abwertungen und Entwürdigungen viel schwerer wiegen als Wertschätzung und Komplimente, drückt die Last dessen, was viele Menschen seit Kindertagen mit sich tragen, tonnenschwer: »Aus dir wird nie etwas!«, »Du Schlampe!«, »Du bist schuld daran, dass ich krank geworden bin!«, »Dich wollten wir eigentlich gar nicht kriegen!«, »Nerv nicht dauernd so!« Solche und ähnliche Äußerungen von Menschen, die ihrerseits in ihrem eigenen »Schadprogramm« gefangen waren, sitzen tief. Sie untergraben nachhaltig unser Selbstbewusstsein und damit auch die Motivation, mit uns selbst und unseren Mitmenschen gut umzugehen. Wer sowieso »nichts wird« oder wer gar nicht erwünscht ist, tut sich schwer damit, die Hoffnung aufzubringen, dass »es« doch noch wird, und kann sich nur schwer dazu aufraffen, das Seine dazu beizutragen.

Sind die Betroffenen also aussichtslose Fälle? Keineswegs! Es muss nur an der richtigen Stelle angepackt werden. Die oben geschilderten Verletzungen sind oft unzureichend geheilt und wirken weiter bis in die Gegenwart. Eine einfühlsame spirituelle Begleitung inklusive engagierter Psychotherapie, Klopfakupunktur oder auch ein Vergebungsritual können hier nach und nach Wunden heilen und den Selbstwert wiederherstellen. Dazu bedarf es allerdings einiger Voraussetzungen:

★ der Bereitschaft des Betroffenen, sich auf diesen zunächst ungewohnten Weg einzulassen. Psychotherapie hat leider immer noch für viele den Beigeschmack von »geisteskrank« oder »verrückt« sein. Dabei ist der Nutzen einer Beschäftigung mit den eigenen seelischen Beeinträchtigungen enorm, und oft kann tatsächlich etwas, was lange Zeit »verrückt« war, zurechtgerückt werden.

★ der Einsicht des Therapeuten, dass es nicht nur um Verhaltensänderungen durch Training geht (im Sinne einer Verhaltenstherapie), sondern auch um ein viel tieferes Verstehen und Annehmen des Klienten in seiner Not und dass ein zielsicherer Instinkt für die eigentlichen »Knackpunkte« nötig ist. Dazu muss auch der eigene Heilungsweg des Therapeuten weit fortgeschritten sein.

★ der Erkenntnis des Arztes, dass sich Fehlernährung nicht durch simple Ratschläge oder rein sachliche Information in Form von Nahrungstabellen oder Diätplänen ändern lässt, wenn nicht gleichzeitig das »Warum« dieses selbstschädigenden Verhaltens angegangen wird.

Ich möchte noch einen Schritt weiter gehen und behaupten: Wer den Weg der Selbstfindung geht und es schafft, sich vom »Schadprogramm« zu verabschieden, dem wird auch der ureigene Instinkt wiedergeschenkt, mit dem er gesunde von ungesunder Nahrung unterscheiden lernt, ohne dass er ein geprüfter Ernährungswissenschaftler sein muss. Naturvölker und Tiere beweisen, dass es einen solchen Instinkt gibt.

Die Grundzüge einer gesunden Ernährung wurden bereits im Zusammenhang mit der Übersäuerung angesprochen (vgl. S. 137 ff.): hoher Anteil an Pflanzennahrung, geringer Anteil an tierischer Nahrung, hoher Anteil an frischer Nahrung, geringer Anteil an verarbeiteter Nahrung, Nahrungsmittel aus natürlichem Anbau, wenig Zucker und wenig Alkohol. Bei Beachtung dieser Grundregeln müssen wir uns über weitere Einzelheiten wie Mineralgehalt, Vitamine, Fette, Aminosäuren usw. nur noch wenige Gedanken machen. Mit guter, lebendiger, naturbelassener Nahrung lassen sich nicht nur zahlreiche Krankheiten verhindern – wie etwa Herzinfarkt, Schlaganfall, Arthrosen und viele andere –, es lassen sich insbesondere auch die Infektionskrankheiten viel besser abwehren. Sie ist die stoffliche Grundlage jedes Heilungsprozesses und die Basis des Gesundbleibens.

Bakterien, Viren & Co. – an allem schuld?
Plädoyer für eine erweiterte Infektionslehre

In der Medizin nehmen die Infektionskrankheiten breiten Raum ein. Sie sind zunächst der stofflichen Dimension zuzuordnen. Wie wir gleich sehen werden, spielen jedoch auch wesentliche Elemente der energetischen Dimension eine Rolle. Ob eine Infektion mit Bakterien, Viren oder anderen Krankheitserregern uns auch tatsächlich krank macht, hängt nämlich keineswegs nur von der Keimübertragung, sondern auch von ganz anderen Faktoren ab.

Seit den Entdeckungen von Robert Koch, Louis Pasteur und anderen stützt sich die Medizin bei der Erklärung, Diagnose und Behandlung vieler Krankheiten auf die Infektionstheorie. Danach befallen sogenannte Mikroben, also Kleinstlebewesen, den Menschen und rufen spezifische und unspezifische Krankheitssymptome hervor. Die Aufgabe der Medizin sei es dann, die Erreger abzutöten und den Menschen dadurch wieder gesund zu machen. Seit der Entdeckung des Penicillins um 1930 stellt die Behandlung mit Antibiotika und neuerdings auch mit antiviralen Mitteln eine zentrale Säule der Medizin dar.

Integraler Bestandteil der Infektionstheorie ist bis heute die Hygiene, die alle Maßnahmen zur Vorbeugung von Infektionskrankheiten umfasst. In den 1840er Jahren konnte Ignaz Semmelweis erstmals nachweisen, dass Desinfektion die Übertragung von Krankheiten eindämmen kann. Allein indem er die Ärzte der Wiener Klinik für Geburtshilfe zu sorgfältigem Händewaschen vor dem Untersuchen und bei der Geburtshilfe anhielt, konnte er die Häufigkeit des Kindbettfiebers und die Wochenbettsterblichkeit drastisch senken.

Die zweifellos bahnbrechenden Erkenntnisse der Bakteriologie und der Hygiene müssen heute jedoch um einige Aspekte erweitert werden. Wir müssen berücksichtigen, dass in früheren Jahrhunderten fast alle ernsthaften Erkrankungen Infektionskrankheiten waren. Heute hat sich das Spektrum der Krankheiten durch verbesserte Ernährung und die Einhaltung von Hygienestandards zumindest in der westlichen Welt deutlich verschoben. Längst haben die sogenannten Zivilisationskrankheiten wie Bluthochdruck, Diabetes, Arterienverkalkung, Rheuma und Allergien den Infektionskrankheiten den Rang abgelaufen: Einerseits erfordert ihre Behandlung einen enormen Kostenaufwand, andererseits sind sie vielfach nur eingeschränkt heilbar.

Bei den Infektionskrankheiten stehen nicht mehr die »klassischen« Erkrankungen wie Lungenentzündung, Kindbettfieber, Tuberkulose oder Pest im Fokus der westlichen Medizin, sondern es sind neue »Problem«-Keime, die uns zunehmend das Leben schwermachen. Dabei handelt es sich um Erreger, die entweder in bisher nicht bekanntem Ausmaß resistent gegen die üblichen Medikamente sind, oder um ganz neu aufgetretene Erreger wie das Aids-Virus.

Resistenzen entstehen dadurch, dass die Keime sich durch Mutationen dem Zugriff der Antibiotika entziehen und dann auf diese Mittel nicht mehr ansprechen. Die ursprüngliche segensreiche Wirkung der Antibiotika droht also verlorenzugehen. In zahlreichen Krankenhäusern findet man bereits Bakterien, die auf keines der bekannten Antibiotika mehr ansprechen. Das bekannteste Bakterium dieser Gattung ist der »MRSA« (multiresistenter Staphylococcus aureus).

Schon Louis Pasteur hatte darauf hingewiesen, dass es mit der Abtötung der Bakterien allein nicht getan ist. Wie recht er hatte! Auch Impfungen sind im Hinblick auf ihre Nebenwirkungen und begrenzte Wirksamkeit kein brauchbarer Weg zur Ausrottung von Infektionskrankheiten. Dazu, welche anderen Wege es aus dem Infektionsdilemma geben kann, gleich mehr.

Wie es scheint, entstehen zunehmend neue Infektionskrankheiten. Beispiele aus jüngerer Zeit sind der »Rinderwahnsinn« (BSE), die Vogelgrippe, die Blauzungenkrankheit und die sogenannte Schweinegrippe. Die beispielsweise im Fall der Schweinegrippe rasch entwickelten Pandemiepläne, Impfstoffe und Medikamente dürfen allerdings durchaus mit Skepsis betrachtet werden – nicht zuletzt wegen der gewaltigen Geldsummen, die dabei im Spiel sind. Immerhin zeigt das Beispiel der Schweinegrippe, dass sich nur zehn Prozent der Menschen (und fünf Prozent der Ärzte!) von der medial verbreiteten Angst anstecken und impfen ließen. So schnell, wie das Thema hochkochte, ist es inzwischen auch wieder verschwunden.

Was macht Krankheitserreger aggressiv? Schließlich ist seit langem bekannt, dass unser Körper von einer Vielzahl von Mikroben besiedelt ist.

Das bekannteste Beispiel dafür ist die Darmflora, die aus mehr Keimen besteht, als der Mensch überhaupt Zellen besitzt. Aber auch der Mund-Rachen-Raum, die Nasenschleimhaut, der Magen, die Vagina, die Haut usw. sind ständig von Millionen von Bakterien besiedelt. Diese Keime machen uns ganz offensichtlich nicht krank, sondern sie helfen uns, gesund zu bleiben. Wir nennen sie deshalb »Symbionten« (»Mit-uns-Lebewesen«).

Interessanterweise handelt es sich bei den Symbionten durchaus um Keime, die uns krank machen könnten, wie zum Beispiel die Kolibakterien im Darm. Kolibakterien sind der häufigste Erreger des Blaseninfekts. Wie kommt es dann, dass nicht alle Menschen ständig Harnwegsinfekte mit Kolibakterien haben? Die geringe Strecke zwischen Anus und Harnröhrenmündung zu überwinden wäre für diese Bakterien eine Kleinigkeit. Dennoch machen Kolibakterien die meisten Menschen nicht krank.

Ein anderes Beispiel: Dreißig Prozent aller Menschen haben Scharlacherreger im Rachen (genauer: beta-hämolysierende Streptokokken der Gruppe A). Dennoch erkrankt fast niemand an Scharlach. Wie kommt das? Ein weiteres Beispiel: In der Nasenschleimhaut von Kindern findet man häufig Erreger der bakteriellen Hirnhautentzündung. Dennoch ist diese Form von Meningitis glücklicherweise eine seltene Erkrankung. Auch im Blut befinden sich vermutlich immer Mikrolebewesen, allerdings in einer ungefährlichen Form, die uns nicht krank macht. Erst wenn bestimmte Veränderungen im Organismus auftreten, können diese Erreger sich in aggressivere, krank machende Varianten verwandeln.

Die Strategie, die wir anwenden, um gesund zu bleiben, kann also nicht darin bestehen, all diese Erreger abzutöten und aus unserem Körper zu eliminieren, sondern vielmehr darin, unser inneres Milieu so zu gestalten und zu stabilisieren, dass diese Erreger uns nichts anhaben können. Bereits Claude Bernard, einer der Pioniere der Infektionslehre, hat darauf hingewiesen, dass »der Keim nichts, das Milieu alles« ist. Unter »Milieu« verstehe ich dabei sowohl das biochemische Milieu als auch das informationelle Milieu, also den Informationsaustausch der Zellen untereinander. Dazu, wie dieser Austausch geschieht, gibt es Experimente, die bereits kurz angesprochen wurden, im Folgenden jedoch noch etwas ausführlicher vorgestellt werden sollen.

In den frühen 1970er Jahren wurden an der Medizinischen Hochschule in Nowosibirsk über 5000 Experimente zur Übertragung von Informationen zwischen unterschiedlichen Zellkulturen durchgeführt. Die Forschergruppe um Wlail P. Kasnatschejew, den Direktor des Instituts für Klinische und Experimentelle Medizin der Sowjetischen Akademie für Medizin, veröffentlichte ihre Ergebnisse in renommierten Fachzeitschriften wie »The New Scientist« und »Naturwissenschaftliche Rundschau«.

Die Forscher konnten zeigen, dass lebende Zellen durch Photonenstrahlung im ultravioletten Bereich biologische Informationen weitergeben können. Das Besondere an den Kasnatschejew-Experimenten war, dass mit Zellkulturen gearbeitet wurde, von denen eine mit Bakterien oder Viren infiziert war, die andere nicht. Durch die besondere Versuchsanordnung war sichergestellt, dass die Infektion nicht auf den bekannten Wegen von der einen Kultur auf die andere übertragen werden konnte.

Dennoch wiesen die »gesunden« Zellkulturen nach einer gewissen Zeit dieselben Krankheitszeichen auf wie die zuvor absichtlich infizierten. Durch Variation der Versuchsanordnung fand man heraus, dass dieser Effekt nur dann auftrat, wenn zwischen den Kulturen eine »Sichtverbindung« im ultravioletten Bereich existierte. Bei Verwendung einer Trennschicht, die ultraviolettes Licht nicht durchlässt, blieb er hingegen aus.

Kasnatschejew und seine Mitarbeiter fanden auch heraus, dass eine mit Viren infizierte Zellprobe ein völlig anderes Strahlungsmuster (der Biophotonen) aufwies als eine gesunde. Gesunde Zellen strahlen ziemlich gleichmäßig, die erkrankten jedoch in einer eigenartigen, unruhigen Wellenbewegung, die nach und nach schwächer wird und schließlich, mit dem Tod der Zellen, ganz erlischt.

Welche Schlussfolgerungen können bzw. müssen wir aus diesen Experimenten ziehen? Vieles steht im krassen Widerspruch zur gängigen Lehrmeinung über Infektionskrankheiten. Es fand keine Ansteckung im herkömmlichen Sinne statt, da die Erreger zwischen den beiden Gefäßen nicht hin und her wandern konnten, sondern die »Ansteckung« erfolgte auf dem Nachrichtenweg.

Diese Erkenntnis könnte die gesamte Infektionslehre auf

den Kopf stellen bzw. um einen sehr wichtigen Aspekt ergänzen. Denn nimmt man sie ernst, können wir uns eine Infektionskrankheit nicht irgendwo »holen«, indem wir Keime »aufschnappen«. Möglicherweise erzeugen wir Infektionskrankheiten selbst durch Resonanz mit anderen, erkrankten Organismen. Diese zugegebenermaßen provokante These folgt aus Kasnatschejews Experimenten, bedarf aber natürlich weiterer Bestätigung.

Ein weiterer Aspekt, der in der gängigen Infektionslehre nicht ausreichend berücksichtigt wird, ist, dass manche Menschen an Keimen – die ja bei schweren Krankheiten durchaus anzutreffen sind – erkranken, andere hingegen nicht. »Ich brauche jemandem mit Schnupfen nur von weitem zu sehen, schon habe ich die Erkältung auch« – das dürfte jeder von uns schon einmal gehört haben. Andere Menschen, zum Beispiel Krankenschwestern oder Ärzte, haben oft eine geheimnisvolle Widerstandskraft gegen das Anbranden jedweder Grippe- oder sonstiger Infektionswelle, obwohl (oder gerade weil?) ihr Organismus sich täglich mit solchen Erregern auseinandersetzt.

Offensichtlich sind neben den Keimen noch andere Faktoren im Spiel, die mit darüber entscheiden, ob ein Erreger den Wirtsorganismus krank macht oder nicht. Ob also beispielsweise ein Kind Scharlach bekommt, hängt weniger davon ab, ob es mit einem anderen scharlachkranken Kind Kontakt hatte, sondern vielmehr davon, ob durch Veränderungen des inneren Milieus bereits vorhandene oder auch aufgenommene Keime aggressiv werden können. Anders ausgedrückt: Nicht die Erreger machen den Organismus krank, sondern ein kranker, aus der Balance geratener Organismus macht harmlose Erreger aggressiv.

	Herkömmliche Infektionslehre	Erweiterte Infektionslehre
Müssen Erreger eindringen?	Ein Erreger muss in ausreichender Anzahl »stofflich« in den gesunden Organismus einwandern.	Infiziertes Gewebe in der Nähe des Organismus kann die krank machende Information durch Biophotonen übertragen.
Strikte stoffliche Trennung	»Quarantäne« verhindert mit Sicherheit eine Infektion.	Auch bei strikter Trennung kann eine »Infektionskrankheit« übertragen werden.
Absichtliche (Labor-) Infektion	erzeugt mit Sicherheit die Infektionskrankheit.	erzeugt bei intaktem Milieu und Immunsystem eher keine Infektionskrankheit.
Keimnachweis	In Zellkulturen können nur Keime nachgewiesen werden, die von außen »eingewandert« sind und sich vermehrt haben.	Auch in »sterilen« Zellkulturen werden Strukturen beobachtet, die Viren oder Bakterien sehr ähnlich sind.
Wer erzeugt was?	»Erreger« erzeugen krankes Gewebe.	Krankes Gewebe erzeugt »Erreger«.
Wodurch werden wir krank?	Über das Auftreten einer Infektionskrankheit entscheidet die Anzahl der übertragenen Erreger.	Für das Auftreten einer Infektionskrankheit spielt die Stabilität des Immunsystems die entscheidende Rolle.

	Herkömmliche Infektionslehre	Erweiterte Infektionslehre
Welche Erreger sind gefährlich?	Bakterien/Viren sind entweder krank machend oder harmlos.	Das innere Milieu und die Stabilität des Immunsystems entscheiden, ob ein Erreger krank machend oder harmlos ist.

Experimente mit Pflanzen legen jedoch auch den Schluss nahe, dass krankes, infiziertes Gewebe wieder gesund werden kann, indem man es mit »gesunder Information« gewissermaßen »füttert«. Es gibt also nicht nur ansteckende Krankheiten, sondern auch Gesundheit kann ansteckend sein. Indem sich ein Kranker mit möglichst viel Gesundem (aus den fünf Dimensionen des Heilens) umgibt – Menschen, Pflanzen, Luft, Gedanken, Musik usw. –, wird er viel eher wieder gesund.

Ein weiterer Punkt, der in der Diskussion um Infektionskrankheiten meist außer Acht gelassen wird, ist der Umstand, dass das Immunsystem einen ganz entscheidenden Beitrag zum Gesundbleiben leistet (vgl. dazu S. 127 ff.). Das Immunsystem zu stärken, zu stützen oder wieder in Ordnung zu bringen, wenn es gelitten hat, ist leider im schulmedizinischen Alltag meist kein Thema. Auf der berüchtigten »Negativliste« für Medikamente, die nicht von den gesetzlichen Krankenkassen erstattet werden, stehen ausdrücklich auch diejenigen Mittel, die das Immunsystem stärken. Als Begründung wird angegeben, solche Mittel seien »nicht zweckmäßig«.

Mit einer auf das »Anti-Biotische« (griech. anti bios = gegen das Leben) reduzierten Medizin, die nahezu ausschließlich mit »Antimitteln« (Antibiotika gegen Bakterien, Antipyretika gegen Fieber, Antiphlogistika gegen Entzündungen, Antihypertonika gegen hohen Blutdruck, Antidepressiva gegen Depressionen usw.) behandelt, lässt sich Gesundheit jedoch nicht herstellen und bewahren. Was wir dringend brauchen, in der Medizin wie im übrigen Leben, ist ein Miteinander, besonders von Mensch und Natur, und nicht ein Gegeneinander.

Infektionskrankheiten aus einer weiter gefassten Perspektive zu betrachten, als dies bislang meist geschieht, ist heilsam – für das medizinische System wie für den Einzelnen. Ein solches erweitertes Verständnis lässt sich in folgenden Punkten zusammenfassen:

1. Erreger werden bei Infektionskrankheiten zwar regelmäßig gefunden. Dies heißt aber nicht, dass sie die (einzige) Ursache der Krankheit sind. Es spricht einiges dafür, dass Erreger lediglich eine Begleiterscheinung von Infektionskrankheiten sind.
2. Ebenso wichtige Voraussetzungen für das Auftreten einer Infektionskrankheit sind ein geschwächtes Immunsystem und ein verändertes Milieu. Gründe hierfür gibt es genug: Stress, Umweltbelastungen, schlechte Ernährung, nebenwirkungsintensive medizinische Behandlung, seelische Konflikte, belastete Beziehungen usw.
3. Einiges spricht auch dafür, dass die Erreger von Infektionskrankheiten in erster Linie gar nicht stofflich von einem Menschen auf den anderen übertragen werden, sondern dass die Krankheitsinformationen eines erkrank-

ten Menschen auf einen gesunden übertragen werden können, der dann dieselben erregerähnlichen Strukturen entwickelt wie der bereits Erkrankte.

4. Das A und O der Behandlung von Infektionskrankheiten und Infektanfälligkeiten ist die Stabilisierung des Immunsystems.

Lassen Sie mich noch einige Anmerkungen zu den sogenannten Parasiten machen. Auch die parasitären Krankheiten gelten als Infektionskrankheiten. Als Parasiten bezeichnen wir Lebewesen, die ihre Nahrung aus einem anderen lebenden Organismus beziehen. Als Extrembeispiel sei der Bandwurm genannt, der sich im Darm des Menschen festsetzt und dort an dem labt, was eigentlich zur Ernährung des Menschen gedacht war. Der Mensch wird davon möglicherweise krank und verliert Gewicht, da ihm die entsprechenden Nahrungsbestandteile fehlen.

Dennoch wäre es voreilig, den Menschen hier nur als Opfer zu betrachten und die Parasiten ausschließlich als Täter. Als Lebewesen folgen sie letztlich ebenso wie wir ihrem Überlebenstrieb, und dass es gelingt, sie vollständig auszurotten, ist nicht nur unwahrscheinlich, sondern auch ethisch hinterfragbar. (Immerhin leben wir Menschen in gewisser Weise selbst parasitär, indem wir den Hühnern die Eier, den Kühen die Milch, den Bienen den Honig, den Schafen das Fell wegnehmen usw.)

Auf der Basis des Heilens in den fünf Dimensionen sollte eine parasitäre Erkrankung ganzheitlich angegangen werden. In der stofflichen Dimension kann es durchaus sinnvoll und notwendig sein, den Parasitenbefall medikamentös zu reduzieren. Aus der Perspektive der übrigen Dimensionen aber und auf der Grundlage einer erweiterten Infektionslehre ist es ebenso sinnvoll, nach der Botschaft zu fragen, die hinter diesem Krankheitsereignis stecken könnte, und die Parasiten sogar freundlich zu bitten, sich dann gefälligst wieder zurückzuziehen, sobald die Botschaft verstanden ist.

Sie zweifeln, dass so etwas möglich sein soll? Dann lesen Sie die Geschichte von Dorothy McLean: Die Mitbegründerin der Lebensgemeinschaft »Findhorn« in Schottland erzählte mir, dass sie in den Anfangszeiten der Bewegung in einem Bauwagen lebte, der ohne Räder nur knapp über der Erde aufgebockt war. Sofort nach ihrem Einzug hatte sie bemerkt, dass unter dem Fußboden Ratten ein warmes und trockenes Zuhause gefunden hatten. Sie veranstalteten jede Nacht einen Höllenspektakel, so dass für Dorothy an Schlaf nicht zu denken war.

Nach einigen Nächten war ihre Toleranz (und ihre Nerven) am Ende. Als wissende, naturverbundene schamanische Frau wollte sie aber die Ratten nicht einfach töten, zumal dann wahrscheinlich neue gekommen wären. Sie verschaffte sich Informationen über das Wesen und die Intelligenz der Ratten und ging dann mental mit ihnen in Kontakt, wobei sie sie als Teil der Schöpfung respektierte. Außerdem versuchte sie, die Botschaft zu verstehen, die die Begegnung mit den Ratten in sich trug. Schließlich wandte sie sich an die Ratten und forderte sie sehr freundlich, aber klar und energisch auf, sie künftig schlafen zu lassen. Anderenfalls müsse sie doch mit Rattengift für Ordnung sorgen.

Kaum glaublich, aber wahr: Wenige Nächte später war Ruhe unter dem Bauwagen. Ein Jahr später konnte Dorothy McLean endlich in eine feste Behausung umziehen. Der »Nachmieter« des Bauwagens berichtete, dass bereits nach zwei Tagen die Ratten wieder da waren ...

Einen Menschen mit einem stabilen, leistungsfähigen Immunsystem werden Parasiten vielleicht vorübergehend besiedeln und »ihren« Anteil holen können. Sie werden ihn aber nicht ernsthaft gefährden, krank machen oder gar umbringen. Das Immunsystem lässt sich in allen fünf Ebenen stärken. Dazu gleich mehr.

Umfassend gesund:
Quantenheilung in der Praxis

In den folgenden Kapiteln möchte ich Ihnen anhand verschiedener zentraler medizinischer Probleme zeigen, welche Möglichkeiten sich bieten, eine Krankheit nicht nur schulmedizinisch, sondern auch mit spirituellen, energetischen und naturheilkundlichen Methoden erfolgreich zu behandeln. Präventiv wirkt die Medizin der fünf Dimensionen, wenn sie zur ganzheitlichen Stärkung des Immunsystems eingesetzt wird: Dann werden wir mit vielen Erkrankungen gar nicht erst konfrontiert.

Damit Sie so leicht nichts umhaut:
Wie das Immunsystem in den fünf Dimensionen
gestärkt werden kann

Immun sein – das ist ein wichtiger Begriff in der Medizin, der auch mit den fünf Dimensionen des Heilens unmittelbar zu tun hat. Das Wort »immun« kommt aus dem Lateinischen. Dort heißt »immunis« »frei von Leistungen«, sinngemäß übersetzt: frei von Verpflichtungen. Wer immun ist, muss zu seinem Schutz nichts Besonderes tun. Medizinisch gesprochen: Er muss nichts tun, um gesund zu bleiben. Es geschieht quasi von alleine. Dies ist gewissermaßen der Idealzustand: Was immer passieren mag und uns »angreifen« möchte – wir müssen nicht aktiv werden, sondern sind »automatisch« geschützt. Das Immunsystem schützt also unsere Grenze. Aber welche Grenze?

So befremdlich es klingen mag: Ohne Abgrenzung ist Leben nicht möglich. Wie weit diese Abgrenzung gehen soll und muss, darüber wird später noch zu sprechen sein.

Erst durch die Ausbildung von Grenzmembranen wurde es in der biologischen Evolution möglich, dass sich eigenständige Lebewesen entwickelten. Aber nicht nur die äußere »Haut« ist wichtig. Im Inneren der höheren Lebewesen befinden sich Membranen, die unterschiedliche Bereiche voneinander abtrennen, bis zu den kleinsten Strukturen, den Mitochondrien in den Zellen. Der Aufbau und die Funktion dieser Grenzmembranen spielt in der modernen Biologie und Medizin eine herausragende Rolle.

Die Natur hat mit großem Aufwand und mit vielen raffinierten Tricks gelernt, Membranen für die unterschiedlichsten Anwendungszwecke zu konstruieren. Viele Gesundheitsstörungen beruhen auf einer gestörten Barrierefunktion der Grenzmembranen.

Das Faszinierende und gleichzeitig Unverzichtbare an den biologischen Membranen ist jedoch, dass sie nicht vollständig dicht sind, sondern für manche Stoffe unter bestimmten Umständen und zu bestimmten Zeiten durchlässig werden können. Ein zentrales Lebens- und Überlebensprinzip ist demnach die Kunst, unsere Grenzmembranen (nicht nur im biologischen, sondern auch im übertragenen Sinne) je nach Bedarf durchlässig oder undurchlässig zu machen. Solche Membranen nennt man in der Physik »semipermeabel«. In der Biologie hat man in den letzten Jahren einen Ausdruck gefunden, der das Phänomen besser beschreibt: selektiv permeabel. Was durch diese Membranen dringen kann und was nicht, ist nämlich nicht von vornherein festgelegt und starr, sondern steuerbar (»selektiv«).

Die eigentliche »Lebenskunst« im biologischen Sinne besteht darin, die Durchlässigkeit unserer Barrieren so zu steuern, dass wir einerseits in ausreichender Verbindung mit unserer Umwelt sind, dass uns die Umgebung andererseits aber nicht schaden kann. Dies gilt sowohl in stofflicher Hinsicht als auch im übertragenen Sinne, beispielsweise im Hinblick auf unsere Beziehungen zu anderen Menschen. Gegenwärtig lassen sich drei Trends ausmachen:

1. Wir neigen zu einer zu starken Abgrenzung. Dies mag etwa daran deutlich werden, wie viele Versicherungen wir abschließen, um uns wohl zu fühlen, oder wie oft wir Antibiotika einnehmen, um einen vermuteten Feind abzuwehren, wie viele Menschen allein zwischen schallgedämmten, dicht isolierten Betonwänden wohnen. Die notwendige Durchlässigkeit unserer »Membranen« geht auf diese Weise verloren und damit auch die Fähigkeit, mit unserer Umgebung zu kommunizieren. E-Mail & Co. sind da nur ein unzureichender Ersatz. Und die Gesundheit leidet.

2. Die »Eindringlinge« haben sich verändert. Heute sind es nicht mehr so sehr die Infektionskrankheiten oder wilde Tiere, die uns bedrohen, sondern fremdartige Chemikalien, Elektrosmog, aber auch aufdringliche Werbung oder die Schnelligkeit unserer sozialen Kontakte, die mitunter erfordert, dass wir uns an einem einzigen Tag auf eine Vielzahl unterschiedlicher Menschen einstellen müssen.

3. Wir neigen zu einer zu starken Ordnung. Über-Ordnung ist aber ein erstrangiger »Energiefresser« und damit ihrerseits lebensfeindlich und krank machend. Für beinahe alles gibt es heute Regeln und Ver»ordnungen«, der Schilderwald auf unseren Straßen mag einen kleinen Eindruck

davon geben. Dass es auch Bereiche zu geringer Ordnung gibt, sei nur am Rande erwähnt.

Wir halten also fest: Zu wenig Abgrenzung ist lebensfeindlich. Zu viel Abgrenzung ist lebensfeindlich. Zu wenig Ordnung ist lebensfeindlich. Zu viel Ordnung ist lebensfeindlich.

Krankheit, Tod	Gesundheit, Leben	Krankheit, Tod
Isolation	angemessene Durchlässigkeit	Auflösung
Über-Ordnung, Perfektionismus	angemessene Ordnung	Chaos
Allergie	Gesundheit	Infekte

Bezogen auf unser Zusammenleben mit anderen Menschen, bedeutet das:

zu durchlässig	zu undurchlässig
grenzenlos	isoliert
weichlich	verhärtet
ohne eigene Meinung	stur, besserwisserisch
unfähig, sich abzugrenzen	unzugänglich
alles dringt ein	alles prallt ab
infektanfällig	allergisch
hyporeaktiv (reagiert zu schwach)	hyperreaktiv (reagiert zu stark)

zu durchlässig	zu undurchlässig
aufopfernd	egoistisch
willensschwach	widerwillig
überangepasst	unangepasst

Das Ziel liegt, wie so oft, irgendwo in der »goldenen« Mitte. Typische Beispiele für Krankheiten, bei denen »alles eindringt«, sind das Aufmerksamkeits-Defizit-Syndrom, AD(H)S, bei dem Kinder und Erwachsene ihre Aufmerksamkeit nicht gezielt auf eine Aufgabe richten können, weil sie durch jede kleinste »Störung« abgelenkt werden, oder die Neurodermitis, bei der die Betroffenen buchstäblich »dünnhäutig« sind, übersensibel und sich gegen andere nicht ausreichend abgrenzen können.

Auf der stofflichen Ebene ist es das Immunsystem im schulmedizinischen Sinne, das uns hilft, zu entscheiden und zu steuern, was in uns eindringen darf oder soll und was nicht. Die Unterscheidungsfähigkeit des Immunsystems ist von großer Bedeutung. Bei einer Fehleinschätzung kommt es beispielsweise zu einer allergischen Reaktion auf eigentlich harmlose Stoffe oder aber umgekehrt zu einer Infektion mit Erregern, die nicht als krank machend erkannt wurden, die aber hätten abgewehrt werden können.

Für die Abwehr von Mikroorganismen stehen uns im Wesentlichen zwei Teile des Immunsystems zur Verfügung: die unspezifische und die spezifische Abwehr. Die unspezifische Abwehr richtet sich gleichermaßen gegen alle potenziell gefährlichen »Eindringlinge« und bildet gewissermaßen die erste Hürde.

Zur unspezifischen Abwehr gehören u.a. die Mandeln, die Haut, Lymphknoten und Lymphbahnen, die Darmflora und bestimmte Blutzellen. Mit ihrer Hilfe werden fremde Mikroorganismen und Substanzen am Eindringen in unseren Körper gehindert. Wenn dies zur Abwehr nicht ausreicht, wird die spezifische Abwehr aktiviert, die ganz gezielt gegen einen speziellen Erregertyp gerichtet ist.

Das Immunsystem lernt beim ersten Kontakt, dass speziell gegen diesen Eindringling Abwehr erforderlich ist, und eignet sich eine Abwehrmöglichkeit an: die Antikörper. Mit Hilfe dieser Antikörper werden die Erreger dann unschädlich gemacht. Das Prinzip der Impfungen basiert auf dem Versuch, den Organismus Antikörper produzieren zu lassen, ohne dass er die entsprechende Krankheit tatsächlich durchgemacht hat, indem man ihn mit dem Erreger in abgeschwächter Form konfrontiert. Dass dieses Prinzip des Impfens nicht oder nur teilweise funktioniert und mit Risiken und Nebenwirkungen behaftet ist, wird meist nicht zugegeben, aber immer deutlicher. Offensichtlich spielen die Antikörper zur Infektabwehr längst nicht die zuverlässige Rolle, die ihnen zugeschrieben wird. Sonst gäbe es nicht immer wieder Erkrankungen trotz »erfolgreicher« Impfung.

Vieles spricht dafür, dass es primär die unspezifische Abwehr ist, die uns schützt. Insofern ist es sinnvoll, ihre Mechanismen zu stärken. In der Schulmedizin spielt dies kaum eine Rolle. Deshalb möchte ich im Folgenden einige Möglichkeiten beschreiben, auf einfache, preiswerte und nebenwirkungsfreie Weise die unspezifische Abwehr zu stärken.

Innere Stabilität

Offensichtlich spielt die innere Stabilität eine mindestens ebenso große Rolle für das Funktionieren des Immunsystems wie die Stabilität auf rein stofflicher Ebene. Was die transzendente Dimension angeht, ist beispielsweise sehr gut dokumentiert, dass Menschen, die über ein tragfähiges Glaubenssystem verfügen, ein stabileres Immunsystem haben. Der Grund: Solche Menschen leiden weniger unter fundamentalen Ängsten. Angst, die der mentalen Dimension zuzuordnen ist, stellt einen wesentlichen Stressfaktor dar, der das Immunsystem empfindlich stören kann, speziell durch die Produktion bestimmter Eiweiße (Interleukin [IL] 6 und andere).

Vermutlich beruht auch das Ausbrechen von Seuchen in Kriegs- und Katastrophenzeiten nicht nur auf Versorgungsmängeln mit Nahrung, Trinkwasser etc., sondern auch auf der verbreiteten existenziellen Angst der Betroffenen. Die Tuberkulose zum Beispiel ist geradezu charakterisiert dadurch, dass sie fast nur in Kriegs- oder Krisenzeiten ausbricht. In Deutschland war sie nach dem Zweiten Weltkrieg sehr verbreitet. Heute sind hauptsächlich Menschen mit Migrationshintergrund betroffen, die aufgrund von existenziellen Ängsten ihre Heimat verlassen und in einem fremden Land auf Ablehnung und andere Probleme stoßen. Auch Aids-Patienten leiden oft mehr an ihrer Angst und sozialen Ausgrenzung als an den Viren. Es sind Fälle von HIV-positiven Menschen dokumentiert, denen es gelungen ist, ihre Ängste zu überwinden und sozial integriert zu bleiben. Sie leben jahrzehntelang völlig gesund, ohne dass die Krankheit ausbricht. Generell macht die Angst vor Krankheit krank, nicht hingegen eine gesunde Vorsicht. Es ist also alles eine Frage des Maßes.

Seelisches Wohlbefinden

Auch unser seelisches Wohlbefinden hat erheblichen Einfluss auf die Stabilität unseres Immunsystems. Eine beeindruckende Untersuchung führte Dr. James Pennebaker an der Southern Methodist University in Dallas/Texas durch. Er fand heraus, dass Testpersonen, die über ihre Gefühle schriftlich Buch führten, im Blutbild eine messbar bessere Aktivität des Immunsystems aufwiesen als Testpersonen, die ein Tagebuch lediglich über triviale Themen führten.

Stärkt das Immunsystem	Schwächt das Immunsystem
Vertrauen	Angst
Lachen	Missmut
freier Fluss der Gefühle	unterdrückte Gefühle
stabile Beziehungen	Beziehungslosigkeit
Verbundenheit	Einsamkeit
tragfähige Weltanschauung	»Nihilismus«
Körperkontakt	fehlender Körperkontakt
Heimatgefühl	Fremdheitsgefühl
Singen, Musizieren	Verstummen
Versöhnen, Verzeihen	Nachtragen
Liebe	Hass, Neid
Optimismus	Pessimismus
Vergebung	Beschuldigen, Schuldgefühle

Stärkt das Immunsystem	Schwächt das Immunsystem
Kreativität	Konsum
Initiative	Hemmung
authentisch sein	unauthentisch sein

Lachen

Dass Lachen (das der energetischen Dimension angehört) guttut, ist weithin bekannt, denn wir können die wohltuende Wirkung des Lachens jederzeit am eigenen Leib erleben. Lachen befreit, vertieft die Atmung, bewegt Zwerchfell, Darm, Gesichts- und Bauchmuskeln, macht locker. Während des Lachens verändert sich auch der Stoffwechsel, verschiedene Hormone (Endorphine, Serotonin, L-Tryptophan) steigen an, andere (Adrenalin, Angiotensin) sinken ab, der Blutdruck normalisiert sich, die Durchblutung steigt.

Die gesundheitlichen Wirkungen des Lachens wurden hauptsächlich von den beiden Ärzten Madan Kataria und Patch Adams entdeckt und therapeutisch umgesetzt. Dr. Kataria hält in Indien und anderswo regelmäßig regelrechte Lachsessions ab – Fitnesskurse der etwas anderen Art. Dr. Patch Adams, der durch den nach ihm benannten Film auch in Deutschland bekannt wurde, behandelt schon lange nicht mehr mit Spritzen und Tabletten, sondern mit Lachen, Humor und Liebe. Und das sehr erfolgreich!

Leider ist uns in unserer mitteleuropäischen Kultur das Lachen vielfach abhanden gekommen. Ein Kind lacht immerhin noch ca. 100–200-mal am Tag, der durchschnittliche deutsche Erwachsene gerade noch fünfzehnmal, wenn es hochkommt. Zurechtweisungen wie »Lach nicht so albern«, »Dir wird das Lachen schon noch vergehen!« oder auch »Man soll mit Ernst bei der Sache sein« sitzen tief und müssen erst wieder überwunden werden.

Vergeben

Bedeutsam für unser Immunsystem ist auch die Fähigkeit, anderen zu verzeihen. Beschuldigen und Vergeben sind Begriffe, die zur mentalen Dimension gehören. Überall auf der Welt tun Menschen sich immer neues Leid an, oft, weil sie einander lang zurückliegende Vorkommnisse nachtragen. Colin Tipping überschrieb eines seiner Bücher zum Thema »Vergebung« mit dem Untertitel »Der radikale Abschied vom Opferdasein« (Tipping 2005). Wer sich immer als Opfer sieht, mag zwar das Mitleid anderer ernten, tut sich und seinem Immunsystem jedoch nichts Gutes. Im Kapitel über die mentale Dimension bin ich auf die Rollen von Täter, Opfer und Retter bereits genauer zu sprechen gekommen.

Auch in der mentalen und der energetischen Dimension kann das Immunsystem gezielt gestärkt werden, beispielsweise durch die Eigenbluttherapie (energetische Dimension, vgl. S. 125 ff.) sowie die mikrobiologische Therapie (stoffliche Dimension), auf die ich im nächsten Abschnitt zu sprechen kommen möchte.

Die mikrobiologische Therapie – eine »vergessene« Behandlungsmethode

Eine bewährte Methode zur Stärkung des Immunsystems ist die mikrobiologische Therapie, die ich Ihnen nun kurz vorstellen möchte. Allerdings erfordert die mikrobiologische Therapie vom Patienten etwas Geduld, da sich die Behandlung über Monate erstrecken kann. Auch die Gesundheitsindustrie vernachlässigt dieses Thema, weil sie an einer nachhaltigen Stärkung der Immunabwehr nicht interessiert ist.

Mikrobiologische Therapie spielt sich in der energetischen, aber auch in der stofflichen und mentalen Dimension ab. Sie gehört eigentlich nicht zu den exotischen oder schwer zu erklärenden, sondern eher zu den vergessenen und vernachlässigten Behandlungsformen. In der Schulmedizin wird sie kaum durchgeführt, hat aber ihren festen Stellenwert in der Naturheilkunde.

Ausgangspunkt der mikrobiologischen Therapie ist die Darmflora, das heißt die Besiedlung des Darms mit nützlichen Bakterien (Symbionten). Sofort nach der Geburt wird der Darm mit einer Unzahl von Keimen besiedelt. Über lange Zeit wertete man diese Keime einfach als Beigabe der Natur ohne besondere Bedeutung. Im Laufe der vergangenen Jahrzehnte wurde jedoch zunehmend deutlich, dass diese Bakterien sehr wohl eine Bedeutung für die menschliche Gesundheit haben. Inzwischen ist das Wissen um die Funktion des Darms als Immunorgan durch solide wissenschaftliche Studien belegt.

Auch Schulmediziner gehen nunmehr davon aus, dass siebzig Prozent des menschlichen Immunsystems im Darm zu lokalisieren sind. Die Darmbakterien sind also keineswegs krank machend, auch nicht lediglich geduldete Mitbewohner unseres Organismus, sonders wichtige Helfer für unser Wohlergehen. Inzwischen wurden über vierhundert Keimarten der Darmflora entdeckt und identifiziert. Nicht alle davon sind von gleicher Bedeutung, aber etwa zehn Arten haben wichtige Funktionen – von der Unterstützung der Verdauung über die Vitaminproduktion bis hin zur Stützung und Steuerung des Immunsystems.

Gerade der letzte Punkt ist von großer Bedeutung. Störungen des Immunsystems führen zu zahlreichen heute weitverbreiteten Krankheiten. Beispielhaft seien Allergien, Heuschnupfen, Neurodermitis und Asthma genannt sowie die Anfälligkeit gegenüber zahlreichen Infekten. Letztere werden schulmedizinisch dann häufig mit Antibiotika behandelt – um den Preis, dass auch diejenigen Bakterien im Darm mit geschwächt und vernichtet werden, die uns vor Infekten schützen könnten. Das wiederum erhöht die Anfälligkeit für neue Infekte.

Die mikrobiologische Therapie kann hier wirksam Abhilfe schaffen. Im ersten Schritt wird eine Stuhlprobe in einem geeigneten Labor auf den Zustand der Darmflora untersucht. Ist die Darmbakterienbesiedelung gestört, liegt das häufig an einer vorausgegangenen Antibiotikabehandlung oder auch an einer Störung der Verdauungsdrüsen Leber, Gallenblase und Bauchspeicheldrüse sowie einem gestörten Säure-Basen-Gleichgewicht. Ebenso spielen Umweltschadstoffe eine erhebliche Rolle und können die Darmflora empfindlich stören.

Die Verdauungstätigkeit und das Säure-Basen-Gleichgewicht lassen sich unproblematisch mit pflanzlichen Mitteln oder basischen Mineralien in Ordnung bringen. Für das Gedeihen der erwünschten Darmflora stehen zusätzlich sogenannte mikrobiologische Präparate zur Verfügung, mit denen die erwünschten Keime wieder vermehrungsfähig gemacht werden können.

Die Folge dieser Behandlung ist oft eine merklich gestärkte Infektabwehr. Lange bestehende chronische Infekte wie Herpes, Pilzinfektionen usw. verschwinden quasi von selbst. Auch die Allergieneigung, das heißt die Anfälligkeit für Krankheiten wie Heuschnupfen, Neurodermitis, Asthma bronchiale, Nahrungsallergien und viele mehr, kann so maßgeblich reduziert werden. In meiner Praxis konnte ich dies unzählige Male eindrücklich demonstrieren.

Als weiteren Baustein einer Behandlung in allen fünf Dimensionen möchte ich im Folgenden noch das Thema der Schadstoffbelastung und Entgiftung sowie die Krankheitsbilder vorstellen, die oft damit zusammenhängen.

Entgiftung als Beispiel einer medizinischen Intervention in allen fünf Dimensionen

Täglich werden weltweit über einhundert (!!) neue Stoffe synthetisiert, eine Flut, mit der der menschliche Organismus kaum alleine fertig werden kann, zumal in so kurzer Zeit. Es wundert deshalb nicht, dass eine Vielzahl an Krankheiten durch Schadstoffe zumindest mitverursacht wird, und viele Zusammenhänge sind wahrscheinlich noch gar nicht entdeckt. Neben bösartigen Erkrankungen (etwa Lungenkrebs durch Asbest) sind es oft die sogenannten vegetativen Beschwerden wie Schwindel, Konzentrationsstörungen, Müdigkeit, Gereiztheit, Sehstörungen, Schwitzen, aber auch Hautreizungen, Kinderlosigkeit, Hormonstörungen usw., bei denen eine Verbindung zu einer Schadstoffbelastung bekannt ist oder vermutet wird.

Dass etwa Alkohol schwere Vergiftungserscheinungen hervorrufen kann, ist einschlägig bekannt. Es gibt aber noch eine Unzahl anderer Substanzen, die uns krank machen können, ohne dass wir es zunächst bemerken.

Phthalate (Weichmacher) etwa in Kinderspielzeug stören

die Ausbildung der Sexualorgane, Quecksilber kann zu Autismus und vielen anderen Krankheiten beitragen, zahlreiche Schadstoffe sind mittlerweile als krebserregend bekannt. Die Liste der Beispiele ist lang. Noch länger wäre vermutlich eine Aufzählung der Krankheiten, bei denen eine chronische Intoxikation eine Rolle spielt, die jedoch noch gar nicht entdeckt oder genauer untersucht wurde. Es braucht nicht weiter ausgeführt zu werden, dass Wirtschaftsunternehmen an solchen Untersuchungen in der Regel kein besonderes Interesse haben. Eine Belastung durch »Schadstoffe« kann nicht nur in der stofflichen Dimension, sondern auch in den anderen vier Dimensionen vorliegen.

Entgiftung ist aus mehreren Gründen so wichtig:

* Wir sind einer hohen Schadstoffbelastung ausgesetzt.
* Die natürlichen Möglichkeiten zur Entgiftung werden vernachlässigt.
* Es besteht ein Zusammenhang zwischen Willensschwäche und chronischer Intoxikation.
* »Vergiftet« können auch Beziehungen, Gedanken, Familiensysteme, elektromagnetische Felder usw. sein.

Die Belastung mit »Giftstoffen« kann sich in allen Dimensionen abspielen. Das bedeutet, dass eine Entgiftung auch in allen fünf Dimensionen möglich, sinnvoll und erforderlich ist. Die körperliche und geistig-seelische Ver- und Entgiftung geschehen weitgehend parallel, so dass ohne Reinigung auf der einen Ebene die Reinigung auf der anderen gar nicht gelingen kann.

Voraussetzung für einen Erfolg ist, die weitere »Giftzufuhr« einzuschränken, indem zum Beispiel belastende Beziehungen geklärt, alte Verletzungen bearbeitet und geheilt werden, der Zufluss von wertloser »Information« wie etwa Werbung, negativen Nachrichten, »Tratsch«, belanglosen Fernsehsendungen usw. reduziert und eine innere Reinigung in Gang gesetzt wird, etwa durch Meditieren, Mantren singen (transzendente Dimension), Versöhnungsrituale (mentale Dimension) und andere therapeutische Arbeit, die das Gehirn in den sogenannten Alpha-Zustand führen, in dem eine Heilung rascher geschehen kann.

Entgiften in der mentalen Dimension

Gedankenhygiene ist genauso wichtig wie Körperhygiene. Auch wenn gilt: »Die Gedanken sind frei«, ist es wichtig, dafür zu sorgen, dass es sich um Gedanken handelt, die nicht uns selbst oder andere vergiften. Eine der wichtigsten Aufgaben ist also, solche Gedanken ganz bewusst zu stoppen und durch positive Gedanken zu ersetzen.

Hier einige Fragen zu Ihrer Selbsteinschätzung:

* Denke ich oft negativ?
* Beschäftige ich mich oft mit dem, was schiefläuft?
* Beschuldige ich andere/bin ich nachtragend?
* Sehe/höre ich oft Sendungen oder Internetseiten, die »minderwertige« Nahrung sind?
* Neige ich dazu, alles Mögliche zu befürchten?

Entgiften in der intuitiven Dimension

Oft gibt es noch belastende Identifikationen aus der Familientradition, die uns so lange bleiben, bis erkannt wird, wer da noch an uns »saugt«, rüttelt oder sich von uns abgelehnt fühlt. In dem Moment, in dem Mitgefühl fließt oder ein Verzeihen stattfindet, werden ein Loslassen und Entgiften möglich. Das weiter oben beschriebene Familienheilen (vgl. S. 89 ff.) ist eine probate Methode. »Vergiftete« Familienstrukturen oder -geschehnisse können so aufgelöst werden.

Hier wiederum einige Fragen zu Ihrer Selbsteinschätzung:

★ Gibt es ein angespanntes oder ganz abgebrochenes Verhältnis zu einem Familienmitglied?
★ Gibt es verheimlichte Familienmitglieder (Halb-/Stiefgeschwister, Abtreibungen usw.)?
★ Gibt es Streit um das Erbe?
★ Gibt es Spannungen bei der Versorgung hilfsbedürftiger Familienangehöriger?
★ Gibt es den Verdacht auf nicht aufgedecktem Missbrauch?

Entgiften in der transzendenten Dimension

Entgiften in der transzendenten Dimension geschieht in erster Linie durch freien, kreativen, künstlerischen Ausdruck. Dieses »Ventil« ist aber leider vielen von uns verlorengegangen. Vielleicht haben Sie aber schon einmal erlebt, dass Sie ganz in eine kreative Tätigkeit versunken waren und dass dadurch Ihre Gedanken sich lösen konnten und in Fluss kamen. Singen, Malen, Tanzen oder was immer Sie wollen trägt dazu bei, das Steckenbleiben in alten gedanklichen Mustern zu vermeiden, so dass die Seele wieder offen und empfänglich für heilsame Impulse von außen wird. Hinterher spüren Sie, dass Sie wieder besser durchatmen können und sich »wie neugeboren« fühlen. Ja, das Bedürfnis nach »Entgiftung« ist und war für viele, wenn nicht die meisten großen Künstler eines der wichtigsten Motive ihres Schaffens.

Viele Menschen haben durch kreative Tätigkeit die Folgen traumatischer Erlebnisse überwinden oder lindern können. Ein eindrucksvolles Beispiel dafür ist Niki de Saint Phalle. Ihr gesamtes künstlerisches Schaffen war bewusst oder unbewusst darauf ausgerichtet, ihre Erfahrung des sexuellen Missbrauchs zu verarbeiten. So entstanden unter anderem die weltberühmten »Nanas«, Figuren mit übertrieben weiblichen Proportionen, oder die Schießbilder, bei denen sie mit Farbpatronen auf (männliche) Pappkameraden schoss.

Auch Meditation kann uns dabei helfen, von störenden oder gar zerstörerischen Gedanken, Handlungen und Emotionen frei zu kommen.

Einige Fragen zu Ihrer Selbsteinschätzung:

★ Singen/tanzen/malen Sie gerne?
★ Tun Sie das ohne Ergebnisfixiertheit?
★ Machen Sie gelegentlich mit Freude »verrückte« Sachen?
★ Haben Sie durch kreativen Ausdruck schon einmal ein richtig befreiendes Gefühl erlebt?
★ Ist Ihr Verhältnis zur »höheren Macht« geklärt?

Entgiften in der stofflichen Dimension

Angesichts der Vielzahl neuer potenziell schädlicher Substanzen, die jeden Tag neu erfunden werden, muss unser Organismus sich ständig mit neuen Gefährdungen auseinandersetzen.

Leider schwappt die Flut an unerwünschten Stoffen tag-täglich bis auf unseren Teller, und zwar in großem Stil und oft, ohne dass wir es wissen. Ein kleines Beispiel: Im Brot, das wir beim Bäcker um die Ecke oder im Supermarkt kaufen, dürfen sage und schreibe 46 chemische Zusatzstoffe enthalten sein, die noch dazu nicht einmal deklariert werden müssen.

Eine chronische Giftstoffbelastung ist nicht immer sofort erkennbar. Die Reaktionsweise des Organismus ist in der Regel sehr unspezifisch. Das heißt, es entstehen Symptome, die zunächst nicht eindeutig zugeordnet werden können, besonders sogenannte vegetative Symptome. Dies ist bei einem Erstkontakt mit einem problematischen Stoff zunächst die einzige Möglichkeit des Körpers zu reagieren. Typische Symptome einer chronischen Schadstoffbelastung sind:

* Müdigkeit, Konzentrationsstörungen, schwere Beine,
* Schlafstörungen, Depressionen,
* Neigung zu verstärktem Schwitzen,
* Verdauungsstörungen,
* allergische Reaktionen, unreine Haut, Akne,
* Nervosität,
* Kopfschmerzen,
* Antriebslosigkeit, Willensschwäche.

Besonders die Symptome Willensschwäche, Antriebslosigkeit und Konzentrationsstörungen führen in einen Teufelskreis. Selbst wenn die schädlichen Stoffe bekannt sind, wie etwa beim Rauchen, werden aufgrund der chronischen Intoxikation der Wille und die Energie geschwächt, die weitere Zufuhr des Schadstoffs zu beenden. Schlimmstenfalls nehmen wir sogar noch mehr davon zu uns – eine typische, tragische Abwärtsspirale. Deshalb ist eine Entgiftungsbehandlung so wichtig und bringt den Betroffenen oft erst wieder in die Lage, eigenverantwortlich zu handeln.

Der geschilderte Teufelskreis ist ein typisches Beispiel dafür, wie die verschiedenen Dimensionen der Gesundheit (hier die stoffliche und die mentale Dimension) zusammenhängen. Der Prozess der Entgiftung sollte deshalb immer auf mehreren Ebenen erfolgen. Zu einer ganzheitlichen Entgiftung gehören vor allem die folgenden Maßnahmen:

* Die Giftzufuhr reduzieren,
* natürliche Entgiftungswege aktivieren (stoffliche Dimension),
* Willenstraining, Gedankenhygiene (mentale Dimension).
* einen freien Fluss der Gefühle ermöglichen (emotionale Dimension),
* Altlasten aus der Familienvorgeschichte abarbeiten (intuitive Dimension),
* das Urvertrauen pflegen (transzendente Dimension).

Die größten »Brocken« der chronischen Schadstoffbelastung in der (stofflichen Dimension sind die Schwermetalle, vor allem das Quecksilber.

Quecksilber stammt weniger aus Seefisch, wie immer zu hören ist, sondern hauptsächlich aus den Amalgamfüllungen, die leider bis heute in der zahnärztlichen Praxis die Standardversorgung bilden. Dänemark und Norwegen haben seit 2008 erfreulicherweise die Verwendung von Amalgam verboten. Alternativen stehen zwar auch hierzulande zur Verfügung, müssen aber in Deutschland vom Patienten privat bezahlt werden. In der Mehrzahl der Fälle ist die Verwendung von Kunststoff, Gold oder Keramik als Füllmaterial möglich (Kunststofffüllungen halten inzwischen wesentlich länger als bisher).

Das Entfernen der alten Amalgamfüllungen ist eine erstrangige gesundheitliche Aufgabe! Eine umfassende Entgiftung ist wenig sinnvoll, solange nicht der »Nachschub« an Schadstoffen aus diesen Füllungen unterbunden wird. Wichtig ist hier, einen kompetenten Zahnarzt zu haben, der um die Problematik weiß und mit professioneller Technik arbeitet sowie brauchbare Alternativen anbieten kann. Parallel dazu sollte eine Entgiftungsbehandlung in möglichst allen Dimensionen stattfinden.

Die Entgiftungswege, die uns zur Verfügung stehen, werden in unserem modernen Lebensstil oft sträflich vernachlässigt. Zur stofflichen Entgiftung tragen hauptsächlich bei:

★ die Leber, die Schadstoffe in den Darm abgibt und damit »entsorgt« oder Schadstoffe chemisch so verändert, dass sie ihre Toxizität verlieren.

★ die Nieren, die über den Urin viele Schadstoffe aus dem Körper ausschleusen können. Voraussetzungen hierfür sind jedoch eine intakte Nierenfunktion, eine ausreichende Flüssigkeitszufuhr (etwa 2–3 Liter pro Tag) sowie die ausreichende Versorgung mit Mineralien und Spurenelementen. Besonders Zink ist in diesem Zusammenhang wichtig (vor allem in Vollkornprodukten, Eiern und Milch enthalten).

★ die Lungen, die mit der Ausatemluft zahlreiche lungengängige Schadstoffe ausschleusen können. Dies geht jedoch nicht ohne ausreichende Atemtätigkeit. In ruhender, zum Beispiel sitzender Körperhaltung werden nur 10 Prozent des Lungenvolumens genutzt. Deshalb ist ausreichende sportliche oder anderweitig körperliche Betätigung so wichtig, da nur auf diese Weise auch die unteren Lungenabschnitte belüftet und von »Abfall« befreit werden können. Ähnliches gilt für

★ die Haut, die über die Schweißbildung ebenfalls zu den Ausscheidungsorganen gehört. Leider gilt Schwitzen in unserer Gesellschaft als unfein. Folgerichtig sorgen Klimaanlagen dafür, dass wir kaum oder gar nicht schwitzen – was dann in der Sauna aufwendig nachgeholt wird.

★ Der Darm ist das »Entsorgungsorgan« schlechthin. Über ihn werden wir nicht nur unverdauliche Nahrungsreste wieder los, sondern auch abgestorbene Darmzellen und vor allem zahlreiche Stoffe, die entweder über die Leber und Gallenblase in den Darm abgegeben werden oder die Darmwand (eine selektiv permeable Membran) direkt passieren können und dann ausgeschieden werden. Dazu ist eine gesunde Darmflora unentbehrlich. Wir schaffen oder erhalten sie, indem wir ausreichend Ballaststoffe mit der Nahrung zu uns nehmen und damit die Darmpassage beschleunigen. Die »guten« Darmbakterien brauchen ein geeignetes Milieu, speziell einen leicht sauren pH-Wert zwischen 6 und 7.

Es gibt zahlreiche pflanzliche und auch homöopathische Mittel, mit denen die Schadstoffausleitung unterstützt werden kann:

★ Afa-Algen: eine Süßwasseralge aus dem Klamathsee in Oregon/USA, die aufgrund ihrer Zusammensetzung hervorragende Entgiftungswirkung besonders für Schwermetalle hat (erhältlich als Tabletten in der Apotheke, täglich 3–6 Tabletten).

* Alpha-Liponsäure, die ebenfalls in der Apotheke erhältlich ist und speziell gegen Pilztoxine wirkt (also zum Beispiel bei Menschen, die immer wieder Pilze im Darm haben): 600 Milligramm, einmal täglich eingenommen.
* Bärlauch: eine einheimische Pflanze, die man roh essen (nicht zu verwechseln mit den ähnlich aussehenden, aber sehr giftigen Blättern des Maiglöckchens!) oder als Kapseln zu sich nehmen kann (zweimal täglich 400 Milligramm).
* Schwarzkümmel (in Form von verkapseltem Öl)
* Die Chlorella-Alge, eine Meeresalge, erhältlich im Reformhaus oder in der Apotheke, dreimal täglich 500 Milligramm.
* Korianderkraut, speziell geeignet bei neurologischen Symptomen, etwa bei Borreliose, am besten als Tropfen (10 Tropfen täglich).
* Katzenkralle (auch »Cat's claw« oder »Uña de gato« genannt), erhältlich in Tablettenform.
* homöopathische Komplexpräparate (zum Beispiel Derivatio® Tabletten oder To Ex® Tropfen).
* Farbbrillen, zum Beispiel in Blau oder Indigo, die die Ausleitung unterstützen.
* Auch das Heilfasten ist an dieser Stelle zu nennen. Es stellt besonders zu Beginn einer Entgiftungskur eine sinnvolle Maßnahme dar.

Entgiftungsmittel müssen immer über mehrere Wochen eingenommen werden, zusammen mit reichlich Flüssigkeit und begleitet von Maßnahmen zur Entgiftung in allen anderen Dimensionen. Mehr Informationen zu diesen Maßnahmen finden Sie auf den Seiten 175ff. Hilfreich können auch Teemischungen sein, die es bereits fertig in Apotheken und Drogerien zu kaufen gibt, etwa als Leber-Galle-Tee, Nierentee, Blutreinigungstee usw.

Welche der einzelnen Mittel ausgewählt und miteinander kombiniert werden, hängt natürlich vom Einzelfall ab und kann nicht allgemein entschieden werden. Hier ist die Zusammenarbeit mit einem kompetenten Heilpraktiker oder Arzt hilfreich, auch weil während der Entgiftungskur durchaus Krisen auftreten können, die durch die freigesetzten Schadstoffe hervorgerufen werden und die eine weitere Behandlung erfordern.

Es gibt in der Naturheilkunde noch zahlreiche weitere Methoden, mit denen die Abwehrkräfte gestärkt (bzw. bei Allergien normalisiert) werden können. Besonders wichtig und effektiv erscheinen mir in der täglichen Praxis die weiter oben beschriebene Darmsanierung (vgl. S. 172 f.) sowie die Behandlung mit Eigenblut (vgl. S. 125 ff.). Beide Methoden erfordern eine längere Behandlungsdauer und einen erfahrenen Therapeuten.

Nochmals einige Fragen zu Ihrer Selbsteinschätzung:
* Ist meine Nahrung vollwertig und aus biologischem Anbau?
* Achte ich bei Kleidern, Anstrichen, Teppichen usw. auf Schadstoffarmut?
* Trinke ich ausreichend?
* Faste ich regelmäßig?
* Bin ich beruflich mit Schadstoffen konfrontiert (etwa Feinstaub aus Laserdruckern und Kopierern)?

Entgiften in der energetischen Dimension

Vor allem Groll, Ärger, Hass und Wut können sich belastend auf das Immunsystem auswirken. Wenn diese Gefühle nicht als Hinweis und Impuls genommen werden, etwas im eigenen Leben zu ändern, vergiften sie unseren Alltag. Die Klopfakupunktur kann hier gut weiterhelfen (vgl. S. 76 f.).

Am Beispiel solcher belastender Emotionen wird erneut deutlich, wie eng Körper, Geist und Seele zusammenhängen und dass sie nur gemeinsam eine Basis für gute Gesundheit sein können. Speziell in Bezug auf das Immunsystem ist dieser Zusammenhang so offenkundig und auch in der Schulmedizin inzwischen anerkannt, dass hieraus ein Spezialbereich, die Psycho-Neuro-Immunologie entstanden ist. In dieser relativ jungen medizinischen Disziplin gibt es zahlreiche wissenschaftliche Arbeiten mit geradezu sensationellen Ergebnissen. So haben beispielsweise Frauen mit Brustkrebs, die eine Selbsterfahrungsgruppe besuchen, ein viel geringeres Risiko, einen Rückfall zu erleiden. Infektionskrankheiten wie etwa die Borreliose können durch zusätzliche Anwendung der Klopfakupunktur effektiv gebessert und geheilt werden (vgl. S. 189 ff. sowie 76 f.).

Kürzlich wurde mir die Bedeutung der umfassenden Entgiftung besonders deutlich am Fall einer 28-jährigen Lehrerin, die seit Jahren unter ständig wiederkehrenden Mandelentzündungen litt, die von ihrem Arzt meist mit einem Antibiotikum behandelt worden waren. Oft waren die Mandeln so geschwollen, dass sie sich fast berührten. Häufige Fehlzeiten in der Schule und die immer länger werdenden Krankheitsphasen setzten der jungen Frau auch seelisch sehr zu.

Schließlich wandte sich die Patientin auf mein Anraten an einen naturheilkundlich arbeitenden Arzt in ihrer Umgebung. Dieser tat das einzig Richtige: Er führte eine gründliche Entgiftungstherapie durch und empfahl der Frau ein längeres Heilfasten, um die Entgiftung tiefgreifend zu unterstützen.

Die Patientin fastete sechs Wochen lang unter ärztlicher Anleitung und Kontrolle (stoffliche Dimension). Darüber hinaus wurden ihre Mandeln neuraltherapeutisch behandelt (energetische Dimension). Dabei wird durch Verabreichung von Spritzen an bestimmte Punkte die nervale Signalübertragung neu geordnet. Der Patientin wurde außerdem zunehmend deutlich, dass sie sich im beruflichen »Übereifer« total verausgabt hatte und entsprechend geschwächt war (mentale Dimension). Seither sind viele Monate vergangen, und die junge Frau hat in dieser Zeit keine einzige Infektionskrankheit mehr gehabt. Ihre Mandeln sind auf Normalgröße zurückgegangen, und auch ihr Allgemeinbefinden hat sich deutlich gebessert.

Allergie – wenn der Kampf an der falschen Front tobt

Beinahe zu jeder Krankheit lässt sich zeigen, wie in allen fünf Dimensionen gearbeitet werden kann, um einer dauerhafte Heilung oder zumindest Besserung zu erreichen. Ein weitverbreitetes Leiden sind die Allergien. Statistisch leidet jeder vierte Deutsche an Unverträglichkeitsreaktionen wie

Heuschnupfen, Neurodermitis, Asthma, Nahrungsmittelallergien usw. Auch hier können Heilimpulse aus allen fünf Dimensionen kommen.

* Mentale Dimension: das Bermuda-Dreieck von Retter-Täter-Opfer auflösen (wo ist der eigentliche Kriegsschauplatz?), friedvolle Kommunikation, Geistheilung.
* Energetische Dimension: homöopathische Einzel- oder Komplexmittel, Bioresonanztherapie, Emotionen frei fließen lassen, Beziehungen klären, Eigenbluttherapie.
* Intuitive Dimension: mit Träumen und der Intuition arbeiten, das Ahnenfeld in Ordnung bringen, Imaginationen, Meditation, schamanische Heilrituale.
* Transzendente Dimension: dem Inneren kreativen Ausdruck geben, über sich hinauswachsen, die Weltanschauung klären.
* Stoffliche Dimension: Auffinden der Auslöser und Reduzieren der Allergenzufuhr, evtl. allergiehemmende Tabletten oder Spritzen, mikrobiologische Therapie.

Welche Therapie vorrangig ist und welche Dimension am meisten Unterstützung braucht, muss im Einzelfall, am besten mit einem geschulten Therapeuten, geklärt werden.

Einmal Borreliose, immer Borreliose?
Wie eine gefürchtete Infektionskrankheit in den
fünf Dimensionen behandelt werden kann

Eine weitere Krankheit, die immer mehr um sich greift, ist die Borreliose. Sie ist oft mit schulmedizinischen Möglichkeiten nur unzureichend behandelbar. Umso wichtiger ist die ganzheitliche Therapie in allen fünf Dimensionen.

Die Borreliose ist eine von Zecken übertragene Krankheit: Mit Borrelien infizierte Zecken übertragen die Bakterien durch Biss auf den Menschen, wo sie sich vermehren. Borreliose kann zu Gelenkproblemen, Herzbeschwerden, neurologischen Komplikationen und zahlreichen weiteren Beschwerden führen. Gerade am Beispiel dieser Krankheit wird deutlich, dass die schulmedizinische Behandlung allein nicht ausreicht – einfach, weil sie schnell am Ende ihrer Möglichkeiten ist. Sie kann bei einer Borreliose lediglich Antibiotika zur Abtötung der Borrelien einsetzen. Gelingt dies, ist der Betroffene zumindest für dieses eine Mal von den Bakterien befreit und vordergründig gesund.

Häufig gelingt es aber nicht, die Keime restlos abzutöten. Borrelien haben zahlreiche Tricks entwickelt, sich dem Zugriff der Antibiotika zu entziehen. Beim nächsten Krankheitsschub oder wenn die Blutwerte nicht in Ordnung kommen, verordnet der Arzt das nächststärkere Antibiotikum. Hilft dieses erneut nicht, wird zum nächsten Mittel übergegangen, das dann über einen noch längeren Zeitraum eingenommen werden muss: Die Behandlung gerät so schnell in eine Sackgasse. Selbst der Entdecker der Borrelioseerreger, Willi Burgdorfer, wusste, dass allein mit Antibiotikatherapie die Borreliose nicht zu behandeln ist.

Es zeigt sich also sehr deutlich, dass wir hier mit anderen, erweiterten Methoden ans Werk gehen müssen. Zunächst einmal ist entscheidend, dass der Patient die Botschaft seiner Erkrankung erkennt. Dabei helfen die folgenden Fragen:

★ Welchen Sinn kann es haben, dass gerade ich krank werde?
★ Welchen Sinn kann es haben, dass ich gerade jetzt krank werde?
★ Welchen Sinn kann es haben, dass ich ausgerechnet diese Krankheit bekomme?
★ Welche Symptome meiner Krankheit zeigen Parallelen zu oder Hinweise auf meine Lebenssituation?

Die Botschaft der Borreliose könnte etwa sein:

Eigenschaft	Mögliche Botschaft
Zecken saugen Blut.	Sauge ich andere aus? Werde ich von anderen ausgesaugt?
Die Krankheit dringt ins Nervengewebe ein.	Gehe ich anderen auf die Nerven? Was lähmt mich?
Die Krankheit befällt Gelenke.	Bin ich ungelenk/unbeweglich? Soll ich einen geplanten Weg nicht gehen?
Die Krankheit ist heimtückisch.	Bin ich oder sind meine Mitmenschen heimtückisch?
Die Krankheit führt zu Konzentrationsstörungen.	Bin ich möglicherweise auf das Falsche konzentriert?

Eigenschaft	Mögliche Botschaft
Sie führt zu Schwindel.	Was ist in meinem Leben außer Balance?
Sie führt zu Herzrhythmus-störungen.	Stimmt mein Lebensrhythmus nicht?

Dies ist nur beispielhaft gemeint. Für jeden Einzelnen können andere Analogien »ins Auge springen«. Dass eine Krankheit genau mit den Symptomen und Themen auftritt, mit denen ich in meinem Leben ohnehin zu tun habe, wird auch als »Gesetz der Resonanz« bezeichnet. Wenn ich an Borreliose erkranke, habe ich ein Resonanzfeld, in dem die Krankheit sich »wohl fühlt«.

Wenn die Botschaft der Krankheit verstanden ist, geht es im nächsten Schritt darum zu schauen, ob und warum das Immunsystem so geschwächt ist, dass die Krankheit, die sich meistens trotz Infektion gar nicht ausbreitet, in diesem Falle zum Ausbruch kommen konnte. Gibt es Gründe für eine Schwächung des Immunsystems? Liegt eine Stresssituation vor? Wurde das Immunsystem durch vorangegangene unzweckmäßige medizinische Behandlung geschädigt (Antibiotikabehandlung, Cortisonbehandlung usw.)? Wie steht es mit Umwelt- und Schadstoffbelastungen? Bin ich häufig Elektrosmog ausgesetzt? Spielen Umweltgifte eine bedeutende Rolle? Ernähre ich mich unzweckmäßig und mit lebloser Nahrung? Bin ich oft verärgert und wütend, neidisch auf andere ...?

An dieser Stelle noch ein Wort zum Thema Stress. Stress ist ein Sammelbegriff für eine Vielzahl von Überlastungen im stofflichen oder auch im psychisch-seelischen Bereich. Speziell bei Infektionskrankheiten kann uns die Angst vor einem Infekt geradezu für den betreffenden Infekt anfällig machen. So könnte auch die weitverbreitete Panikmache zum Thema Borreliose sich negativ auswirken: Die Infektion und deren Folgen machen uns Angst, die Angst macht uns wiederum anfällig für die Infektion.

Zur Überwindung der Krankheit und zur Stärkung der Immunabwehr stehen uns alle bislang in den fünf Dimensionen beschriebenen Methoden zur Verfügung.

Mentale Dimension

In der mentalen Dimension können wir zum Beispiel durch Klopfakupunktur hinderliche Glaubenssätze überwinden. Solche Glaubenssätze könnten etwa sein: »Ich bin der Krankheit wehrlos ausgeliefert«, »Ich habe es nicht anders verdient, als krank zu sein«, »Die Borrelien sind meine Feinde, die getötet werden müssen«, usw. In der mentalen Dimension ist es auch möglich, mit den Erregern zu kommunizieren, ähnlich wie Dorothy McLean es mit den Ratten tat. Wir könnten den Borrelien etwa sagen: In bin euch dankbar, dass ihr gekommen seid. So bekam ich die Gelegenheit, etwas Wichtiges zu erkennen, das mir bisher entgangen war. Und im weiteren Verlauf des Heilungsweges könnten wir sagen: Ihr habt eure Aufgabe erledigt, ihr könnt jetzt gehen. Bitte geht jetzt wieder, ohne mich dauerhaft zu schädigen.

Intuitive Dimension

In der intuitiven Dimension wäre es zum Beispiel möglich, auf Traumbilder zu achten. In unseren Träumen stecken oft wichtige Botschaften über die Zusammenhänge zwischen unserer Lebenssituation und der Krankheit. Auch der epigenetische Aspekt (vgl. S. 86 ff.) wäre zu beachten: Haben meine Vorfahren mir eine Prägung »vererbt«, die mich genau für diese Krankheit anfällig macht? Auch die Klärung belasteter Beziehungen zu unseren Mitmenschen und die Auflösung von negativen, krank machenden Gefühlen wird unser Immunsystem entscheidend stärken.

Energetische Dimension

Hier stehen hervorragend wirksame Therapien zur Verfügung, etwa Akupunktur, Neuraltherapie oder Homöopathie.

Transzendente Dimension

Zum Gesundwerden können auch Meditation und Beten entscheidend beitragen sowie die Bereitschaft, über sich hinauszuwachsen. Ebenso ist authentischer kreativer Selbstausdruck, jenseits von Pflichten und Ergebnisfixierung, ein wichtiges Mittel, um wieder zu einem stabilen Immunsystem und in die Balance zu kommen.

Stoffliche Dimension

Zur naturheilkundlichen Borreliosebehandlung sind in der stofflichen Dimension unbedingt erforderlich: eine Sanierung des gestörten Darmmilieus, eine Optimierung des Säure-Basen-Haushalts, eine Entgiftung sowie die Therapie mit pflanzlichen Arzneimitteln wie zum Beispiel Weberkarde oder Katzenkralle. Antibiotika sind nur selten erforderlich. Die Behandlung gehört in die Hände eines erfahrenen Praktikers.

Die Erfassung einer Krankheit wie der Borreliose in allen fünf Dimensionen mit der entsprechenden Behandlung hat gegenüber der schulmedizinischen Behandlung den entscheidenden Vorteil, dass die Krankheit nicht nur »weggedrückt« wird (und bei nächster Gelegenheit wiederkommt), sondern dass der Patient selbst in die Lage versetzt wird, mit der Krankheit fertig zu werden (auch bei einer eventuellen erneuten Infektion), und das ohne nennenswerte Nebenwirkungen. Auf lange Sicht führt dies zu nachhaltigem Gesundsein statt nur zu einer vorübergehenden Abwesenheit von Krankheit.

Energetische Dimension

Die Kontaktaufnahme und mentale Auseinandersetzung mit den Erregern bedient sich des Biophotonenfeldes nach Prof. Popp und macht sich das System der Spiegelneurone zunutze. So kann auch in dieser Dimension erheblich zur Überwindung der Borreliose beigetragen werden. Das Visualisieren, d. h. das bildliche Sich-Vorstellen, wie der gesunde Zustand aussieht und sich anfühlt, gewissermaßen ein »so tun, als ob«, tragen dazu bei, dass dieser Zustand dann eher eintritt. Auch Akupunktur und homöopathische Mittel sind hilfreich.

Lassen Sie mich die Behandlung der Borreliose in den unterschiedlichen Dimensionen noch einmal anhand eines konkreten Beispiels zeigen:

In unsere Praxis kam Frau G., eine 40-jährige Patien-
tin, die zwölf Monate zuvor eine Borreliose gehabt hat-
te, die seinerzeit mit Antibiotika behandelt worden war.
Daraufhin hatte sich der Zustand der Patientin gebes-
sert. Nun allerdings kamen Hüftschmerzen auf, die Frau
G. ziemlich beeinträchtigten und auch beunruhigten,
zumal der hinzugezogene Orthopäde keine feststellbare
Ursache fand. Auch das Röntgenbild war unauffällig.
Ein von mir durchgeführter Bluttest auf Antikörper ge-
gen Borrelien war negativ, also ebenfalls unauffällig.
Allerdings weisen derartige Antikörpertests eine ge-
wisse Unzuverlässigkeit auf. Manchmal werden sie erst
nach Beginn der biologischen Therapie positiv. So war
es auch im vorliegenden Fall. Aufgrund der Vorge-
schichte und der zum Teil sehr typischen Symptome
war ich mir ziemlich sicher, dass die Patientin nach
wie vor unter der Borreliose litt.
Zur Entzündungshemmung wurde ein Enzympräparat
verabreicht und zur Entgiftung Koriander und Chlorel-
la. Drei bis vier Wochen später war der Antikörpertest
plötzlich positiv, das heißt, er zeigte eine akute Borre-
liose an. Das war für mich nicht verwunderlich. Durch
die naturheilkundliche Therapie war das Immunsystem
so weit stabilisiert worden, dass es sich überhaupt erst
einmal mit den Erregern auseinandersetzen und die
entsprechenden Antikörper produzieren konnte.
Das Enzympräparat hatte die Beschwerden in den Hüf-
ten deutlich gebessert. Außerdem zeigte sich bei der
Patientin ein deutlicher Körper- und Uringeruch als
Zeichen einer starken Entgiftung. Auch der aufwendi-
gere Bestätigungstest LTT (Lymphozytentransforma-
tionstest) war jetzt eindeutig positiv.

*So behandelten wir weiter. »Wir«, weil ich die Medika-
mente verordnete und die Patientin aktiv mitarbeitete,
indem sie sich mit den Botschaften und Hintergründen
ihrer Krankheit beschäftigte. Hierzu nahm sie einige
Psychotherapiestunden in Anspruch. Nach vier Monaten waren die Schmerzen beinahe verschwunden, die
Antikörper jetzt rückläufig. Die Enzymbehandlung
wurde noch eine Weile fortgeführt bis zum völligen
Verschwinden der Schmerzen.*

Anhand von zwei weiteren schweren Erkrankungen möchte
ich Ihnen im Folgenden zeigen, wie Heilen und Heilwerden
in allen Dimensionen auch bei lebensbedrohlichen Krankheiten aussehen können, nämlich bei Krebs und Herzinfarkt.
Gerade solche Krankheiten müssen in allen Dimensionen
verstanden und »aufgelöst« werden.

Lebensbedrohlich krank durch eine einzige »entartete« Zelle? Krebsbehandlung in den fünf Dimensionen

Nach schulmedizinischer Auffassung können einzelne Zellen unseres Körpers unter bestimmten Umständen (etwa
unter dem Einfluss radioaktiver Strahlung oder bestimmter
Chemikalien) entarten und dadurch die Kontrolle über ihre
eigene Zellteilung verlieren. Die Folge sei ein unkontrollier-
bares Wachstum von Tumoren, das den Organismus über-
fordert und letztlich zum Tod führt.

Auch hier gibt es aus Sicht einer ganzheitlichen Medizin
einige wichtige Dinge zu ergänzen. Was ich zur Rolle des
Immunsystems und des inneren Milieus gesagt habe, gilt in

ganz besonderer Weise für Tumorerkrankungen. Längst ist bekannt, dass Zellen nur unter ganz besonderen Umständen beginnen, sich unkontrolliert zu teilen. Ein einzelnes Krebs auslösendes Ereignis wie etwa eine Mutation durch radioaktive Strahlung reicht hier – zum Glück – bei weitem nicht aus. Gut funktionierende Gegenmaßnahmen unseres Körpers wie die Apoptose (programmierter Zelltod) sorgen dafür, dass solche Zellen sofort aus dem Verkehr gezogen werden. Krebs kann nur wachsen, wenn

★ das Immunsystem massiv gestört ist, zum Beispiel durch jahrelange schlechte Ernährung, Mineralien-, Vitamin- und Spurenelementemangel, Elektrosmog, Stress, Beziehungslosigkeit usw.,
★ eine starke, lang andauernde Übersäuerung des Organismus vorliegt,
★ eine innere Resonanz zu unkontrolliertem, verdrängendem Wachstum vorliegt,
★ die körpereigenen Mechanismen zur Kontrolle entarteter Zellen versagen,
★ die durch die Medien und den Medizinbetrieb geschürte Angst vor Krebs so groß ist, dass alleine dadurch eine Krebserkrankung wahrscheinlicher wird.

Fatalerweise führen Bestrahlung und Chemotherapie als einschlägige Therapieformen der Krebsbehandlung zu einer weiteren Schwächung des ohnehin geschädigten Immunsystems. Darüber hinaus werden für neue Chemotherapeutika angesichts der Bedrohlichkeit der Grunderkrankung schwere Nebenwirkungen, ein abgekürztes Zulassungsverfahren und astronomische Phantasiepreise hingenommen.

Lediglich bei wenigen Krebsarten kann die Chemotherapie jedoch als wirklich hilfreich angesehen werden. Alleine mit »Stahl (Operation), Strahl (Bestrahlung) und Chemo-Qual« können Krebserkrankungen jedoch nicht in ihrer vollen Breite erfasst und geheilt werden.

Auch die Schulmedizin hat mittlerweile erkannt, dass eine Krebserkrankung keine lokale Angelegenheit mit einem an einer bestimmten Körperstelle wachsenden Tumor ist, sondern eine Erkrankung des gesamten Organismus. Deshalb darf sich die Behandlung auch nicht auf das Entfernen oder Abtöten des Tumors reduzieren.

Die ganzheitliche Krebstherapie und -nachsorge umfasst (zusätzlich zu Spezialbehandlungen etwa mit Mistel, Ozon oder Hyperthermie) alle in diesem Buch erwähnten Methoden zur Stärkung des Organismus und der Persönlichkeit, zum Abbau von Konfliktsituationen und Angst, zur optimalen Versorgung mit stofflicher, geistiger, emotionaler und transzendenter Nahrung. Der Patient benötigt dabei zwingend Hilfe, Unterstützung und Anleitung von außen. Der Begriff von »ansteckender Gesundheit« gilt hier in ganz besonderer Weise. Viele Fallberichte, etwa bei Eva Sanders (1999), zeigen, dass diese Herangehensweise auch bei weit fortgeschrittener Krebserkrankung noch positive Perspektiven eröffnet.

Ganzheitliche Krebsbehandlung in allen fünf Dimensionen könnte dann etwa so geschehen, dass in jeder einzelnen Dimension der Handlungsbedarf gesucht wird gemäß dem oben geschilderten individuellen Dimensionen-Stern und den Fragen zur Selbsteinschätzung.

Für die stoffliche Dimension ist es in jedem Fall notwendig, sich von einem Schulmediziner und zusätzlich einem Naturheilkundler sowie einem Psychotherapeuten beraten zu lassen. Die selbständige Suche (etwa im Internet) führt sehr schnell zu einer völlig unüberschaubaren Flut von Informationen, Tipps, Warnungen, Kaufangeboten usw. Der ganzheitlich arbeitende Arzt oder Heilpraktiker hat hauptsächlich die Aufgabe, aus der Fülle von Möglichkeiten die im Einzelfall sinnvollen Maßnahmen herauszufiltern und in ein ganzheitliches Therapiekonzept zu integrieren.

Zusätzlich könnten folgende Fragen hilfreich sein:

* Wo gibt es in meinem Leben »Wildwuchs« (über das sinnvolle Maß hinausgehend)?
* Wo in meinem Leben ist erwünschtes Wachstum unterdrückt (und muss stattdessen ersatzweise vom Körper übernommen werden)?
* Welche Botschaft bringt mir diese lebensbedrohliche Krankheit (zum Beispiel, dass das Hier und jetzt mehr zählen soll als Vergangenheit und Zukunft)?
* Wozu gerade dieses Organ?
* Will ich überhaupt weiterleben, oder kommt mir diese drohende Lebensverkürzung (unbewusst) vielleicht gerade recht?

Schon Dr. Edward Bach, der Begründer der Bachblütentherapie, hatte darauf hingewiesen, dass jede (!) Krankheit der Versuch des Körpers sei, einen ungelösten Konflikt zu lösen.

Ins Herz getroffen: Wie Herzinfarkte nach den fünf Dimensionen entstehen – und wie sie behandelt werden können

Das letzte Kapitel dieses Buches habe ich im Krankenzimmer zu schreiben begonnen, vier Tage nach einem Herzinfarkt. Ich möchte meine eigene Erkrankung heranziehen, um nochmals deutlich zu machen, was Spiritualität in der Medizin bedeuten kann: zum einen, weil ein Herzinfarkt nicht nur im übertragenen, sondern auch im wörtlichen Sinne eine »Herzensangelegenheit« ist. Zum anderen, weil die Krankheit mir die Möglichkeit bot, am eigenen Leib zu erkennen, dass Krankheit eben nicht nur ein Produkt aus Risikofaktoren, äußeren Einflüssen, anatomischen Normabweichungen usw. ist. Wäre es so, dann hätte ich diese Krankheit wohl nicht bekommen.

Doch eins nach dem anderen: Unmittelbar nach dem Infarkt setzte ich mich mit denselben Fragen auseinander wie jeder andere Mensch, der eine bedrohliche und schmerzhafte Erkrankung erfährt: Wieso gerade jetzt? Wieso gerade ich? Wieso gerade das Herz? Habe ich etwas falsch gemacht? Werde ich für immer behindert oder eingeschränkt bleiben oder muss ich gar sterben? Dass solche Fragen in diesem Moment nicht unbedingt weiterhelfen, leuchtet unmittelbar ein. Aber sie waren einfach da. Erst etwas später konnte ich sie in hilfreichere Fragenstellungen umwandeln. Zunächst war die akute Notlage einer unter Umständen lebensbedrohlichen Herzerkrankung anzugehen und abzuwenden, was dank moderner medizinischer Techniken auch gelang.

Erst danach war die Zeit reif für eine tiefer gehende Analyse. Die wegweisenden Fragen für eine »Auflösung« des

Themas Herzinfarkt können zum Beispiel über die Analogien herausgefunden werden, die der Körper thematisiert:

Körpersprache	Botschaft
Engstellung der Arterien	Ist mein Spielraum eingeengt?
reduzierte Eigenversorgung des Herzens mit Sauerstoff	Gibt es vernachlässigte eigene Bedürfnisse?
verhärtete Herzkranzgefäße (Sklerose)	Bin ich mir selbst oder anderen gegenüber hartherzig?
Fluss des Blutes unterbrochen	Bin ich nicht im Fluss?
Druckgefühl in der Brust	Stehe ich unter Druck?
Herz funktioniert nicht mehr	Was bricht mir das Herz?

So wäre der Sinn dieser Krankheit, genau auf diese Themen aufmerksam zu machen. Ein Wiederauftreten der Krankheit könnte demnach verhindert werden, wenn die betreffenden Themen erledigt oder zumindest »entschärft« werden können.

Der einzige Risikofaktor für Herzkrankheiten im üblichen Sinne, den ich in meinem Fall erkennen kann, ist die familiäre Vorbelastung der väterlichen und mütterlichen Linie mit Herzinfarkten. Trage ich dieses »Herzinfarktgen« in mir, das mich viermal anfälliger macht als den Durchschnitt? Wenn ja, müsste es gemäß der Epigenetik möglich sein, die Aktivität dieses Gens zu beeinflussen, das heißt es ganz oder teilweise zu inaktivieren (vgl. S. 84 ff.).

Schon vor dem Infarkt hatte ich mich bemüht, mich mental von dieser »Erblast« abzukoppeln, und mir vorgenommen, in diesem Punkt nicht meinem Vater zu folgen (der nach mehreren Herzinfarkten gestorben war). Dies hat dem ersten Anschein nach nicht oder nicht ausreichend funktioniert. Umso bedeutsamer war es für mich dann nach dem Infarkt, diesen Punkt weiterzuverfolgen.

Weitere »klassische« Risikofaktoren in der stofflichen Dimension liegen kaum vor: kein hoher Blutdruck, kein Übergewicht, keine Zuckerkrankheit, kein hohes Cholesterin, keine Zigaretten, keine ungesunde Ernährung.

Einzig zum Thema Stress fällt mir unmittelbar einiges ein – vor allem in Bezug auf meinen Beruf als Kassenarzt. Arzt zu sein geht mit immer wieder deutlich zu spürender Anspannung einher. Der Arzt ist immer in Sorge, etwas zu übersehen – mit unter Umständen negativen Konsequenzen für die Patienten; man ist belastet durch Nacht- und Wochenenddienste und vor allem durch die immer enger und unerträglicher werdenden, kränkenden äußeren Rahmenbedingungen, unter denen die Kassenärzte seit Jahrzehnten arbeiten.

Der gravierendste Aspekt, der unter der Rubrik »Stress« verbucht werden kann, ist jedoch die innere Zerrissenheit zwischen der Schulmedizin, der ich vertraglich verpflichtet bin, und der um Naturheilverfahren, energetische, spirituelle, psychosomatische und andere Verfahren erweiterten Medizin, der ich mich innerlich verpflichtet fühle. Beides ist oft schwer miteinander vereinbar, weil die Naturheilverfahren immer mehr aus der »Kassenmedizin« ausgegrenzt wurden. Die Spielräume sind für Kassenärzte, auch für die rein schulmedizinisch arbeitenden, immer enger geworden, bei unverändert hoher Verantwortung. Dass diese Kombination einen Stressfaktor erster Güte darstellt, hat die sogenannte Whitehall-Studie von Professor Johannes Siegrist 1998 empirisch bestätigt.

Verantwortung	hoch	niedrig	niedrig	**hoch**
Entscheidungs-spielraum	hoch	hoch	niedrig	**niedrig**
Ergebnis: Stress	wenig	wenig	wenig	**viel**

Das Etablierte, »Normale« zu hinterfragen und, wo nötig, zu ergänzen oder einen alternativen Weg »gegen den Strom« einzuschlagen kostet Kraft und Lebensenergie – vielleicht zu viel.

Die Ablehnung der Methoden, die ich anwende, durch die Schulmedizin ist kränkend – und umgekehrt mag ich in meinem Beharren darauf, dass es etwas Besseres gibt als den schulmedizinischen Standard, mitunter auch »herzlos« oder »hartherzig« sein. Das körperliche Symptom der verhärteten Herzkranzgefäße (Koronarsklerose) spricht da eine recht eindeutige Sprache (vgl. die obige Tabelle).

So komme ich zu dem Schluss, dass eine meiner »Hausaufgaben« darin besteht, toleranter, weichherziger und mitfühlender gegenüber meinen Mitmenschen zu werden, ohne gleichzeitig mir selbst untreu zu sein. Außerdem habe ich jetzt den Mut gefasst, meine kassenärztliche Tätigkeit aus den oben genannten Gründen zu beenden.

Um noch mehr Klarheit über meine Erkrankung und den Heilungsweg zu gewinnen, hoffe ich auch auf die Botschaften meiner Träume. Dankenswerterweise hat die Traumexpertin und Autorin Ortrud Grön (siehe Grön 2007) mir angeboten, mir dabei zur Seite zu stehen.

Darüber hinaus nehme ich mir vor, mein Augenmerk künftig nicht mehr so sehr auf das zu richten, was nicht funktioniert oder meinen Vorstellungen nicht entspricht, sondern mehr auf das zu schauen, was sich als Alternative anbietet und sich »wohlig« anfühlt.

Unbestritten habe ich bei meiner Erkrankung sehr von den Leistungen der Schulmedizin profitiert, angefangen von der notärztlichen Versorgung mit raschem Transport ins Krankenhaus über die sofortige Untersuchung und Erstversorgung und das Einsetzen von zwei Stents, die die zuvor verstopften Blutgefäße jetzt offen halten, bis hin zur intensivmedizinischen Nachsorge. Eine Zerstörung von Herzmuskelgewebe konnte so vermieden werden, und ich bin dankbar dafür, dass ich das Krankenhaus nach wenigen Tagen mit einem organisch (fast) gesunden Herzen verlassen konnte. Die Tabletten, die ich jetzt, zumindest für eine Weile, einnehmen werde, sind hoffentlich ebenfalls hilfreich.

Das Wichtigste ist nun für mich, einen Rückfall zu verhindern, und dafür muss in nahezu allen Dimensionen gearbeitet und »reiner Tisch gemacht« werden.

In der mentalen Dimension wollen Glaubenssätze entdeckt und gewandelt werden. In der intuitiven Dimension gilt es herauszufinden, ob eventuell noch Altlasten aus der Herkunftsfamilie vorhanden sind und nachwirken. Da Herzinfarkte hauptsächlich in der väterlichen Linie aufgetreten sind, bietet es sich an, dort zu suchen. Ein nicht aufgelöstes Thema könnte der Suizid meiner Großmutter sein, der in der Familie und nach außen weitgehend verschwiegen wurde, weil »so etwas« nach allgemeiner Ansicht in einer Pfarrersfamilie nicht hätte vorkommen dürfen. Möglicherweise hat auch mein Vater an dieser »Last« getragen, freilich unbewusst. So gilt es jetzt, meine Großmutter in all ihrer Not und mit ihrer »Notlösung« nachträglich zu würdigen, zu integrieren und anzuerkennen, dass sie nicht anders zu handeln vermochte.

In der transzendenten Dimension geht es bei Herzkranken darum, »Liebe in das Herz zu lassen«.

Ebenso wichtig wird sein, dass ich wieder und noch mehr Anbindung an das Urvertrauen bekomme, das ursprünglich in jedem Menschen vorhanden ist. Mich hierbei von der höheren Macht leiten zu lassen ist etwas, was, so glaube ich, gerade Männern oft schwerfällt: sich lösen von dem Wunsch, immer führen zu wollen, alles kontrollieren zu müssen, stets autonom sein zu müssen (notfalls bis zur sozialen Isolation), und stattdessen zurückfinden zu dem Vertrauen darauf, dass für mich gesorgt ist, dass ich mich anvertrauen darf und keine Vorleistungen erbringen muss, um geliebt zu werden.

Die Skizzierung meines eigenen Heilungsweges soll noch einmal verdeutlichen, dass Gesundheit, wie das Leben überhaupt, vielschichtig ist. Eine einseitige Festlegung auf lediglich eine oder zwei dieser Schichten wird langfristig nicht heilsam wirken können. Daneben ist mir aber auch wichtig zu zeigen, dass ich mich als Lernender verstehe und dass auch ich vom Leben meine Lektionen bekomme.

Folgerichtig habe ich meinen Herzinfarkt weniger »erlitten« als vielmehr möglicherweise angezogen und »gebraucht«. Ich verstehe meine Erkrankung als Chance für neue Weichenstellungen und als Einladung, weiter zu reifen – in allen Dimensionen des Lebens.

Epilog

Ich hoffe, dass es mir gelungen ist, Ihnen eine Vorstellung davon zu vermitteln, was »Medizin« und speziell Quantenheilung in meinen Augen bedeutet. Die Medizin, die gegenwärtig allgemein favorisiert und praktiziert wird, ist zur Behandlung akuter und struktureller Störungen (aber eben nur dazu) hervorragend geeignet, allerdings auch stark geprägt von den Interessen derer, die daran verdienen.

Bei den so weit verbreiteten chronischen und funktionellen Störungen sind jedoch dringend Ergänzungen nötig. Diese Ergänzungen mögen in der Vergangenheit wissenschaftlich nicht erklärbar gewesen sein. Heute sind sie aufgrund einer sich rasant weiterentwickelnden Physik ohne weiteres auch in ein wissenschaftliches Gesamtkonzept von Medizin integrierbar. Sie stehen zur Schulmedizin nicht im Widerspruch, sondern ergänzen sie. Die energetische, die intuitive, die transzendente und die emotionale Dimension liefern oft erst das Tor zur Genesung. Ungewohnte Wege als Humbug abtun muss nur, wer Angst hat, mit seinem Weg nicht bestehen zu können.

Dieses Buch soll Ihnen Mut machen:

★ Mut, Ihre Gesundheit langfristig voranzubringen,
★ Mut, die Empfehlungen Ihres Arztes zu hinterfragen,
★ Mut, die Empfehlungen Ihres Arztes zu ergänzen,
★ Mut, Ihr volles Potenzial auszuschöpfen,
★ Mut, auch »Unglaubliches« zu glauben,
★ Mut, auch ungewöhnliche Wege zu gehen,

* Mut, auch schwierige oder langwierige Krankheiten anzupacken und zu überwinden,
* Mut, sich von der Skepsis anderer nicht irritieren zu lassen,
* Mut, das Göttliche in Ihnen zu entdecken.

Ihnen, liebe LeserInnen, wünsche ich, dass Sie in Ihren Krankheiten und in den Wendungen Ihres Schicksals die Chancen entdecken und diese Chancen auch beim Schopf packen können. Mit dieser Aufgabe stehen Sie nicht alleine da. Um die eigenen blinden Flecke und den »inneren Schweinehund« zu überwinden, stehen kompetente Hilfen zur Verfügung, die etwa in der Akademie Lebenskunst und Gesundheit oder anderswo angeboten werden.

Willst du den Wandel, dann lebe den Wandel.
M. Gandhi

Anhang

Akademie Lebenskunst und Gesundheit

In der Akademie Lebenskunst und Gesundheit arbeiten meine Frau Christina Diemer und ich seit Jahren zusammen. Das Heilen in den fünf Dimensionen präsentieren wir Ihnen in Kursen, Seminaren, Vorträgen und Heilreisen. Dabei ist es gleichgültig, ob Sie auf Ihrem persönlichen, eigenen Heilungsweg vorankommen möchten oder ob Sie für Ihren beruflichen und privaten Alltag mehr Kompetenz und ein breiteres Repertoire erreichen möchten. Zum Angebot der Akademie gehört auch die Jahresausbildung in Spiritualität, Kreativität und energetischer Medizin mit dem Abschluss zum spirituellen Gesundheitsberater. Weitere Informationen unter *www.praxis-fuer-lebenskunst.de* oder über +49-(0)7224 40 377. Hier können Sie auch die erwähnte Anleitung zur Selbstheilung in fünf Dimensionen auf CD bestellen.

Informationen im Internet

www.praxis-fuer-lebenskunst.de
Website der Akademie Lebenskunst und Gesundheit mit vielen Angeboten zu den Themen dieses Buches, z.B. Kommunikationstraining, Lachen, Klopfakupunktur, Quantenheilung, Vergebung, Paartrainings, Familienheilung, Geist- und Fernheilung, Medialität, Kreativität, Aura u.v.m.

www.praxisdiemer.com
Website der naturheilkundlichen Praxis von Andreas Diemer

www.anoukclaes.ch
Heilerin und Hellseherin, arbeitet mit einem Neurologen/Psychiater zusammen

www.life-testinstitut.de/presse5.htm
Informationen zur veränderten Wellenstruktur im Gehirn hellsichtiger Menschen

www.radicalforgiveness.com
Website von Colin Tipping, der die Methode der Selbstvergebung entwickelt hat

www.masaru-emoto.net
Website mit Informationen zu Forschungen zum Gedächtnis von Wasser

www.impf-report.de
www.aegis.ch
Kritische Informationen zum Thema Impfen

www.was-wir-essen.de
Informationen über gesunde Ernährung

www.das-heilende-bewusstsein.de
Website von J. Faulstich (vgl. Faulstich 2006) zur Heilung durch Bewusstsein

www.intention-wirkt.de
Website von Lynne McTaggart mit der Möglichkeit zur Teilnahme an Experimenten zur Wirkung konzentrierter Intention

www.princeton.edu/~pear/
Informationen über Experimente zur mentalen Beeinflussung
von Maschinen

www.biophotonen-online.de
Informationen zur Theorie der Biophotonen

Zum Nach- und Weiterlesen

Andrews, Ted: Kleines Lehrbuch für Heiler, München, Goldmann Arkana Verlag 2006 (umfassende Erkenntnisse zum
Heilen)

Andrews, Ted: Die Aura sehen und lesen, Freiburg, Bauer Verlag 1995 (energetisches Heilen)

Andrews, Ted: Die Botschaft der Krafttiere, München, Bastei
Lübbe Verlag 2000 (Symbolik von Tieren, Schamanismus)

Bauer, Joachim: Warum ich fühle, was du fühlst, München,
Heyne Verlag 2005 (Spiegelneuronen)

Bauer, Joachim: Das Gedächtnis des Körpers – wie Beziehungen und Lebensstile unsere Gene steuern, Frankfurt a. M.,
Eichborn Verlag 2002

Bay, Brandon: The Journey, Berlin, Ullstein Verlag 2004 (Trau-
maheilung)

Beck-Bornholdt, H.-P.: Der Schein der Weisen, Reinbek, Rowohlt Verlag 2003 (Wissenschaftlichkeit in der Medizin)

Biddulph, Steve: Männer auf der Suche, München, Heyne Verlag 2003 (Nöte und Chancen von Männern)

Bischof, Marco: Biophotonen, das Licht in unseren Zellen,
Frankfurt a. M., Zweitausendeins Verlag 2005

Bonanomi, Renée: Der Weg der Liebe. 52 Meditationen, Zürich, Rio Verlag 2001

Bösch, Jakob: Spirituelles Heilen und Schulmedizin, Baden, AT-Verlag 2006 (Schulmedizin und spirituelle Medizin)

Braun-von Gladiss, K. H.: Ganzheitliche Medizin in der ärztlichen Praxis, Eigenverlag 1991 (Wissenschaftlichkeit in der Medizin)

Cameron, Julia: Der Weg des Künstlers, München, Droemer-Knaur Verlag 2000 (Arbeitsbuch zur Kreativität)

Castaneda, Carlos: Die Kunst des Träumens, Frankfurt a. M., S. Fischer Verlag 1998

Chopra, Deepak: Frieden statt Angst, Berlin, Allegria Verlag 2007 (globaler Frieden)

Cöllen, Michael: Lieben, Streiten und Versöhnen, Stuttgart Kreuz Verlag 2003 (Rituale für Paare)

Cöllen, Michael: Liebe deinen Partner wie dich selbst, Gütersloh, Gütersloher Verlagshaus 2005

Dahlke, Rüdiger: Krankheit als Symbol, München, Bertelsmann Verlag 2000 (Körperweisheit)

Dehner, Renate und Ulrich: Schluss mit den Spielchen, Frankfurt a. M., Campus Verlag 2007

Diemer, Christina und Andreas: Mit Klopfakupunktur frei werden, Gernsbach, Eigenverlag Akademie Lebenskunst und Gesundheit 2008

Eberhart, Herbert (Hrsg.): Kunst wirkt, Zürich, Egis Verlag 2007 (mit kreativen Mitteln heilen)

Emoto, Masaru: Wasserkristalle, Burgrain, Koha Verlag 2002 (Gedächtnis des Wassers)

Faulstich, Joachim: Das heilende Bewusstsein, München, Knaur Verlag 2006 (Forschungen zu Spontan- und Selbstheilung)

Gallo, Fred: Gelöst – entlastet – befreit, Kirchzarten, VAK Verlag 2001 (Klopfakupunktur)

Galtung, Johan: Konflikte und Konfliktlösungen, Berlin, Homilius Verlag 2007 (Friedens- und Beziehungskunst)

Goldberg, Herb: Der blockierte Mann, München, Knaur Verlag 1992 (Nöte und Chancen von Männern)

Grön, Ortrud: Pflück dir den Traum vom Baum der Erkenntnis, Eigenverlag 2007 (Träume)

Grof, Stanislav: Geburt, Tod und Transzendenz, München, Kösel Verlag 1985 (Transzendenz)

Harner, Michael: Der Weg des Schamanen, München, Heyne Verlag 1980

Hay, Louise L.: Die Kraft einer Frau, München, Heyne Verlag 1996 (der weibliche Weg zur Selbstheilung)

Holler, Ingrid: Trainingsbuch Gewaltfreie Kommunikation, Paderborn, Junfermann Verlag 2005

Jenner, Otmar: Spirituelle Medizin, Reinbek, Rowohlt Verlag 2005

Kaku, Michio: Die Physik der Unmöglichkeiten, Reinbek, Rowohlt Verlag 2008 (Quantenphysik)

Kinslow, Frank: Quantenheilung, Kirchzarten, VAK Verlag 2009

Kuby, Clemens: Unterwegs in die nächste Dimension, München, Kösel Verlag 2005 (Schamanen, Geistheiler)

Kuby, Clemens: Heilung – das Wunder in uns, München, Kösel Verlag 2005 (Grundlagen der Selbstheilung)

Kühni, Werner: Kolloidales Silber als Medizin, Baden, AT Verlag 2008 (kolloidales Silber als natürliches Antibiotikum)

Lambeck, Martin: Irrt die Physik? München, C. H. Beck Verlag 2005 (Wissenschaftlichkeit in der Medizin)

Lützner, H.: Wie neugeboren durch Fasten, München, Gräfe & Unzer Verlag 2004

McTaggart, Lynne: Intention, Kirchzarten, VAK Verlag 2007 (Kraft der Gedanken und Absichten)

Moeller, M. L.: Die Wahrheit beginnt zu zweit, Reinbek, Rowohlt Verlag 2009 (Partnerschaft)

Ornish, Dean: Die revolutionäre Therapie – Heilen mit Liebe, München, Goldmann Verlag 2001 (gesunde Beziehungen)

Ornish, Dean: Revolution in der Herztherapie – der Weg zur vollkommenen Gesundheit, Stuttgart, Lüchow Verlag 2006

Petek-Dimmer, Anita: Kritische Analyse der Impfproblematik, Littau, Aegis Verlag 2005

Roads, Michael J.: Mit der Natur reden, München, Ansata Verlag 1994 (Wissen von Bäumen, Pflanzen, Tieren, Steinen, Wasser)

Rogers, Carl: Entwicklung der Persönlichkeit, Stuttgart, Klett-Cotta Verlag 2003 (Gesprächsführung)

Rogers, Carl: Die klientenzentrierte Gesprächspsychotherapie, Frankfurt a. M., S. Fischer Verlag 1991

Rosenberg, Marshall B.: Gewaltfreie Kommunikation, Paderborn, Junfermann Verlag 2004 (Gesprächsführung)

Sanders, Pete A.: Das Handbuch der übersinnlichen Wahrnehmungen, Oberstdorf, Windpferd Verlag 2006 (Medialität)

Sanders, Eva-Maria: Leben! Ich hatte Krebs und wurde gesund, München, Heyne Verlag 1999 (Selbstheilung)

Schäfer, Thomas: Was die Seele krank macht, München, Knaur Verlag 2004 (Familienaufstellung)

Schmiedel, Volker: Handbuch Naturheilkunde, Stuttgart, Haug Verlag 1997 (Übersicht über Naturheilverfahren für Heilpraktiker und Mediziner)

Servan-Schreiber, David: Die neue Medizin der Emotionen, München, Goldmann Verlag 2006 (Wissenschaftliches zur energetischen Dimension)

Sheldrake, Rupert: Der siebte Sinn der Tiere, Frankfurt a. M., Scherz Verlag 1999 (Hellsichtigkeit von Tieren)

Sherwood, Keith: Die Kunst spirituellen Heilens, Stuttgart, Lüchow Verlag 2005

Simonton, Oscar Carl, Simonton, Stephanie, u. Creighton, James: Wieder gesund werden, Reinbek, Rowohlt Verlag 1982

Spezzano, Chuck: Wenn es verletzt, ist es keine Liebe, Petersberg, Via Nova Verlag 2001

Sprenger, Reinhard K.: Die Entscheidung liegt bei dir, Frankfurt a. M., Campus Verlag 2004 (Eigenverantwortung)

Storl, Wolf-Dieter: Pflanzendevas, Baden, AT Verlag 1997

Tipping, Colin: Ich vergebe – der radikale Abschied vom Opferdasein, Bielefeld, Kamphausen Verlag 2005

Tolle, Eckhart: Jetzt! Die Kraft der Gegenwart, Bielefeld, Kamphausen Verlag 2003 (Transzendenz)

Tompkins, Peter u. Bird, Christopher: Das geheime Leben der Pflanzen, Frankfurt a. M., Scherz Verlag 1973 (Hellsichtigkeit von Pflanzen)

Tracy, Brian: Be charming, München, mvg Verlag 2007 (Arbeitsbuch zum zielorientierten Handeln)

Treutwein, Norbert: Übersäuerung, krank ohne Grund? München, Südwest Verlag 2004

Wacker, Sabine: Basenfasten plus. Mit Schüßler-Salzen kombiniert, Bielefeld, Haug Verlag 2007

Wiesendanger, Harald: Das große Buch vom geistigen Heilen, München, Goldmann Verlag 1997 (Geistheilung)

Williams, Strephon: Durch Traumarbeit zum eigenen Selbst, München, Ansata Verlag 1991 (kreative Umsetzung von Träumen)

Zeilinger, Anton: Einsteins Spuk, München, Bertelsmann Verlag 2005 (Quantenphysik)

Zurhorst, Eva und Wolfram: Liebe dich selbst und freue dich auf die nächste Krise, München, Goldmann Arkana Verlag 2007

Zurhorst, Eva Maria: Liebe dich selbst, und es ist egal, wen du heiratest, München, Goldmann Arkana Verlag 2007 (Partnerschaft)

Glossar

Ahnenenergie: das Energiefeld, das durch die lebenden und verstorbenen Familienangehörigen entsteht und immer wirksam ist.

Auraheilung: Heilmethode, bei der Form und Farben der Aura, die jedes Lebewesen umgibt, zur Diagnose und Therapie herangezogen werden.

Biophotonen: kleinste Lichtimpulse, von jeder lebenden Zelle ausgehend und empfangbar, für die Kommunikation der Zellen untereinander zuständig.

Bioresonanz: eine Methode, bei der feinstoffliche Schwingungen des Körpers erfasst und, falls sie krank machend sind, auch gelöscht werden können.

Bonding nach Dan Casriel: psychotherapeutisches Verfahren mit intensiver Körpernähe und freiem Ausdruck der Gefühle.

Elektroakupunktur: Messmethode, bei der Reaktionen des Körpers auf feine Reize an Akupunkturpunkten gemessen werden.

DNS: Desoxyribonukleinsäure, der chemische Bestandteil der Chromsomen.

EMDR: psychotherapeutisches Verfahren unter Einbezug bestimmter Augenbewegungen.

Epigenetik: neuer Wissenschaftszweig, der sich mit der Veränderbarkeit der Genaktivität befasst.

Familienstellen: Auffinden und Auflösen von bestimmten (meist krank machenden) Konstellationen in einem System, etwa der eigenen Familie, mit Hilfe intuitiver Methoden.

Farbbrillentherapie: Verwendung von Farbbrillen zum Erzielen spezieller therapeutischer Effekte.

Farbklangheilung: Einsatz von Farbbrillen, jedoch unter zusätzlicher Verwendung bestimmter Klänge und Akkorde.

Genogramm: die systematische Anordnung aller Familienmitglieder in einem Diagramm.

Geistheilung: Therapiemethode, die telepathische Fähigkeiten und die Kraft des Kosmos mit einbezieht.

Hyperthermie: in der Behandlung von Krebs verwendetes Verfahren mit Überwärmung bestimmter Körperregionen.

Imagination: Eintauchen in die Vorstellungswelt unter Anleitung.

Kinesiologie: Diagnose- und Therapieverfahren, das sich die Tatsache zunutze macht, dass Muskeln »stark« oder »schwach« reagieren, je nachdem, ob hilfreiche oder störende Substanzen in die Hand genommen werden. Der kinesiologische Muskeltest dient dem Auffinden körperlicher und seelischer Dysfunktionen und Ungleichgewichte.

Kirlianfotografie: ein Fotoverfahren, um die elektrischen Felder an den Fingerspitzen sichtbar zu machen.

Klangtherapie: siehe Farbklangtherapie.

Kraniosakraltherapie: feinstoffliche Behandlung des Bewegungsapparats durch Erfühlen der Pulsationen des Gehirnwassers.

Lachtherapie: heilendes Lachen unter Anleitung.

Medialität: die Fähigkeit, mehr von anderen Lebewesen wahrzunehmen, als mit den fünf Sinnen erfasst werden kann.

Meditation: bewusste Einkehr ins Innere.

Mentalfeld: das Quantenfeld der Gedanken, das für Quantenheilung in der mentalen Dimension von Bedeutung ist.

Misteltherapie: Behandlung mit Mistelextrakt in Form von Spritzen oder Infusionen, meist in der Krebstherapie.

Morgenseiten: das absichtslose, spontane Niederschreiben von allem, was gerade in den Sinn kommt.

Neuraltherapie: Neuordnung der Nervenleitung mit Spritzen, besonders bei sogenannten Störfeldern.

Orthomolekulare Medizin: die Behandlung mit Vitaminen, Mineralien, Spurenelementen und körpereigenen Substanzen.

Ozontherapie: Behandlung mit dreiwertigem Sauerstoff (Ozon), meist als Infusion.

Quanten: kleinste »Päckchen«, in die nach den Erkenntnissen der modernen Physik Energie, Raum und Zeit aufgeteilt sind.

Quantenheilung: neue Therapiemethode, die das Vorhandensein des Quantenfeldes in allen fünf Dimensionen nutzt.

Radiästhesie: das Erspüren von Schwingungen, feinstofflichen Energien und elektromagnetischen Feldern etwa durch Rutengehen oder Pendeln.

Reflexzonentherapie: spezielle Druckmassage an bestimmten Punkten, besonders am Fuß.

Rückführung: meditatives Führen in frühere Zeiten.

Selbstvergebung nach Tipping: der entscheidende Prozess, um aus der Täter-Opfer-Retter-Falle zu entkommen.

Spiegelneurone: im Gehirn angelegte Doppelstruktur, die für das direkte (nicht über die fünf Sinne ablaufende) Aussenden und Empfangen von Informationen anderer Lebewesen zuständig ist.

Thymustherapie: Zusatztherapie bei Krebs mit einem Organextrakt der Thymusdrüse.

Vegatest: Elektroakupunktur nach einem modifizierten Verfahren.

Joachim Faulstich

Das heilende Bewusstsein

Wunder und Hoffnung
an den Grenzen der Medizin

Rätselhafte Heilungen bewegten die Menschen in allen Jahrhunderten. Sie erschienen schon immer als Wunder, als Eingriff höherer Mächte.

Die Wissenschaftler unserer Zeit sprechen von »Spontanheilung«, wenn sie die Genesung eines Schwerkranken nicht erklären können. Joachim Faulstich zeigt, dass Seele, Geist und Bewusstsein eine große Rolle bei jeder Heilung spielen. Die Heiler aller Kulturen haben Wege gefunden, diese jedem Menschen eigene Kraft nutzbar zu machen. Was können Ärzte und Patienten heute von ihnen lernen? Das Buch ist ein Plädoyer für eine neue Heilkunst, die Schulmedizin und alte Erfahrungsheilkunde vereint.

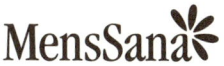

MensSana

Dr. med. Wolfgang Bittscheidt

Geistiges Heilen

Energetische Heilkunst –
Aus meiner Praxis als Arzt und Heiler

Woher kommt die hochwirksame Kraft des Geistigen Heilens und wie funktioniert sie? Gerade dann, wenn die Schulmedizin an ihre Grenzen stößt, lassen sich mit energetischen Heilweisen erstaunliche Erfolge erzielen: Denn sie behandeln nicht nur die Symptome, sondern den Menschen als Ganzes.

Mit seiner ganzen Erfahrung als Arzt und energetisch arbeitender Heiler erforscht und erläutert Dr. Wolfgang Bittscheidt diese besonderen Kräfte, die Heilung bringen. Neben den Heilkräften kosmischen Ursprungs sind dabei vor allem liebende Zuwendung und Einfühlung in den Patienten von entscheidender Bedeutung.

Ein Einblick in die Hintergründe des Geistigen Heilens.

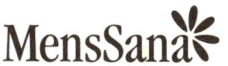

MensSana